LA PALPITANTE HISTOIRE DU CŒUR

www.editions-jclattes.fr

Johannes Hinrich von Borstel

LA PALPITANTE HISTOIRE DU CŒUR

Tout sur le moteur de notre corps

Traduit de l'allemand
Par Céline Maurice

JC Lattès

Titre de l'édition originale
HERZRASEN KANN MAN NICHT MÄHEN
publiée par Ullstein

Maquette de couverture : Atelier Didier Thimonier
Illustration de couverture © Clément Thimonier
Illustrations : Kuvitus © semper smile, Munich

ISBN : 978-2-7096-5630-6

Première édition octobre 2016.

À Michi

Les conseils donnés dans ce livre ont été minutieusement vérifiés par l'auteur et l'éditeur mais ne peuvent en aucun cas remplacer une consultation médicale professionnelle. Toutes les informations contenues dans cet ouvrage sont donc sans aucune garantie de l'éditeur ni de l'auteur. Une responsabilité de l'auteur ou de l'éditeur et de leurs mandataires en cas de préjudice personnel, matériel ou pécuniaire, est de ce fait exclue.

Au nom de la protection de la vie privée, certains noms, biographies et lieux ont été modifiés et certains actes, événements et situations, adaptés.

Sommaire

Introduction

Tout le monde a une vague idée de ce qu'est un infarctus. Plutôt mauvais pour la santé, il entraîne généralement des douleurs dans la poitrine et des difficultés respiratoires. Souvent, il pousse même notre cœur, dont la tâche consiste à pomper du sang à travers nos veines, à démissionner purement et simplement. C'est un vrai problème, puisque ce muscle approvisionne le moindre recoin de notre corps, du cuir chevelu au petit orteil, d'un sang bourré de nutriments et surtout d'un oxygène qui nous est vital.

Ainsi, interrompre pendant quelques secondes le flux sanguin qui coule du cœur au cerveau provoque le même effet qu'un coup de massue sur la tête : on s'effondre, inconscient, et notre matière grise a de grands risques de sortir de cette épreuve avec la consistance d'un flan. C'est que notre cerveau supporte extrêmement mal le manque d'oxygène. Voilà pourquoi le cœur bat en moyenne 100 000 fois par jour (plus ou moins vite, c'est vrai, donnant parfois même l'impression de faire de petites pauses). À chaque fois qu'il se contracte, il déplace environ 85 ml de sang, pour un total d'à peu près 8 500 litres par jour. Il faudrait un camion-citerne pour transporter sur les routes une telle quantité de liquide. Quelle performance impressionnante !

C'est à cause d'un infarctus que je n'ai jamais connu mon grand-père Hinrich. Il est mort plus de dix ans avant ma naissance, terrassé par des douleurs dans la poitrine, le souffle coupé. À chaque fois que je regardais son grand portrait en noir et blanc dans le salon de ma grand-mère, je me demandais si je me serais bien entendu avec lui. Il paraissait tellement costaud sur les photos de l'album de famille ! Je ne comprenais pas comment une si petite chose avait pu abattre un tel homme.

Voilà pourquoi j'ai commencé très tôt à dévorer tous les livres et albums illustrés que j'ai pu trouver sur le cœur humain et ses défaillances. Mes parents récompensèrent ma curiosité en m'offrant encore plus de livres, et je développai progressivement une véritable fascination pour les phénomènes se déroulant dans le corps humain. À l'époque, je décidai qu'une fois adulte, je me consacrerais à la nature et à la médecine. Voulant absolument devenir chercheur, ou peut-être médecin (ou encore, plan B, musicien de rue), je ne me contentais pas de lire : des squelettes de souris aux carapaces de tortues, je collectionnais tout ce qui me permettait d'obtenir un aperçu plus précis du corps.

À quinze ans, je résolus de profiter des vacances scolaires pour mettre mes livres de côté et faire un stage dans une clinique vétérinaire. Très nerveux, je composai le numéro de téléphone. La sonnerie retentit quatre, cinq fois. À chaque tonalité, la tension montait. Sept fois, puis huit. Alors que je n'y croyais déjà plus, on finit par décrocher. Une voix de femme me salua d'un ton neutre très professionnel.

— Euh, allô ? bafouillai-je. Je... je suis bien à la clinique vétérinaire ?

— Oui. C'est à quel sujet ?

Je repris de l'assurance et répondis :

— Je m'appelle Johannes von Borstel. Je cherche un stage pour les vacances scolaires et...

Elle m'interrompit :

— Tu es en quelle classe ?

— Je viens d'avoir quinze ans, je suis en seconde.

Profond soupir à l'autre bout du fil.

— Je te préviens tout de suite que tes chances d'obtenir un stage chez nous sont quasi nulles. Ici, en cas d'urgence, il arrive qu'on doive ouvrir vite fait le ventre d'un chien. Tu es encore trop jeune pour voir ça.

Étais-je trop jeune ? Sûrement pas. Était-ce trop sanglant pour moi ? Peut-être. Il me fallait le découvrir, car c'était bien là ce que je voulais : jeter un œil à ce qui arrive sous la peau, voir de mes propres yeux tout ce qui se passe en nous, les mammifères. Mais comment y parvenir ? Il ne me restait que la fuite en avant : je continuai à envoyer ma candidature un peu partout, et notamment au service de traumatologie de l'hôpital local. La lettre tant attendue arriva à peine deux jours plus tard : j'étais pris ! Et, ô miracle, au service des urgences ! À ce moment-là, je ne pouvais pas deviner que ce bout de papier deviendrait mon billet d'entrée dans la période la plus passionnante de ma vie.

Je ne fermai pas l'œil de toute la nuit précédant mon premier jour de stage. Trop de pensées m'occupaient l'esprit : images de trépidantes opérations d'urgence, de dieux en blouse blanche guérissant sans ciller n'importe quelle maladie, de blessures béantes sanglantes, et moi au milieu de tout ça. J'étais terriblement excité. De quels cas allais-je être témoin le lendemain ? Quelles seraient mes tâches ? Qu'adviendrait-il si je commettais une erreur ? Risquais-je de me rendre coupable dès mon premier jour d'une maladresse si grave qu'elle coûterait la vie à quelqu'un ? J'ignorais tout du fonctionnement d'un service d'urgence, mon unique préparation consistant en une formation aux premiers secours.

— BON SANG, JOHANNES ! VIENS ICI TOUT DE SUITE ! TU N'AURAIS PAS PU FAIRE ATTENTION ? hurla quelqu'un à travers le service.

Oh non, me dis-je. J'ai tout gâché dès mon premier jour. En suivant la voix, je me hâtai dans les couloirs, entrai dans la pièce où je devinais l'origine de cette funeste exclamation, et contemplai une tragique nature morte. Un médecin et une aide-soignante se dressaient, furieux, devant moi, me fixant d'un air réprobateur. Soumises à l'irrésistible force de la gravité, des gouttes coulaient vers le sol pour y former une flaque bien visible.

— TU AS TOUT RATÉ ! IL EST FICHU, MAINTENANT ! ON NE PEUT PLUS RIEN FAIRE !

Je hochai la tête, conscient de ma culpabilité, et détournai honteusement les yeux. J'avais surestimé mes forces. Instructions hachées du médecin :

— Nettoie ces cochonneries. Le chef va arriver. Pas besoin qu'il voie ça. Ça ne va pas lui plaire !

L'aide-soignante hocha la tête, bien de son avis, puis tous deux quittèrent la pièce. J'enfilai des gants, attrapai un rouleau d'essuie-tout et en arrachai quelques feuilles pour les jeter sur le lieu de l'accident. Quand le rouleau fut achevé sans que l'inondation ne semble vouloir se tarir, j'ajoutai un torchon par-dessus.

Alors que je m'apprêtais à jeter à la poubelle le très odorant paquet, le médecin-chef surgit soudain près de moi :

— Johannes ! Le café est prêt ?

Il sourit en voyant entre mes mains le paquet dégoulinant.

— Dans un quart d'heure..., marmonnai-je. Il faut que j'en refasse.

Première bévue de ma carrière : mal remplir la cafetière et la transformer en une gargouille vomissant du marc. Une erreur fatale, car c'était la seule machine à café de l'étage.

Voilà une entrée en matière vraiment convaincante. Qu'est-ce que je vais dire aux gens, dans la salle de repos, pour me sortir de ce pétrin ?

— Il va falloir vous passer de café pour le moment. C'est pas bien grave, et en plus, c'est meilleur pour la santé, claironnai-je quelques minutes plus tard à la ronde en guise d'excuse.

Après tout, j'étais dans un hôpital. Tout le monde comprendrait un tel argument.

Qu'ai-je appris ce jour-là ? Que la manière la plus sûre de changer en meute hostile les employés d'un hôpital, même les plus paisibles, est de les priver de café. Aller ensuite faire le malin et jouer au donneur de leçons fut la deuxième grosse erreur de ma première journée. Pas étonnant qu'on m'ait catapulté directement du poste de stagiaire à celui d'ennemi public numéro un. Pour me faire pardonner, j'ai confectionné un gâteau marbré.

Si je n'ai jamais commis pendant mon stage aucune faute sérieuse envers un patient, c'est avant tout parce que l'on m'a initié à mes tâches progressivement et avec une bonne préparation : pas question pour moi de commencer directement par recoudre une blessure béante, stopper une hémorragie ni traiter d'autres urgences. Avant d'être autorisé à participer à de telles opérations, je suivis un programme d'apprentissage intensif qui enrichit mon expérience.

Accompagner le médecin-chef, apprendre les techniques de bandage, mesurer la tension artérielle et le pouls, m'exercer sur mes collègues, tout relever sur ordinateur et prêter main-forte pour le soin de petites et moyennes blessures : ainsi se déroula mon quotidien de stagiaire. D'autre part, le chef me donnait toujours un petit cours pour m'expliquer les soins administrés aux patients ce jour-là et les stratégies de traitement. Il avait le don de me faire saisir les notions les plus compliquées alors même que je n'avais pas encore entamé mes études de médecine.

J'appris bientôt à recoudre les blessures (bon, d'accord, je m'entraînai d'abord sur des bananes), mais surtout, j'appris que toutes ne saignent pas. Et le plus important peut-être : je compris qu'unc écoute attentive du patient est indissociable d'un traitement efficace. Mon chef savait reconnaître les malades malheureux et leur redonner le sourire, et par-dessus le marché, il était d'excellent conseil, bien au-delà des questions médicales.

Avec une infinie patience, il m'expliqua la structure du corps humain, de la peau aux organes internes. C'est là que je croisai de nouveau la route de mon grand amour (médical) : le cœur. Plein de respect, j'écoutai ses descriptions du muscle cardiaque et de la constitution des quatre cavités. Il me parla de sa carrière au service des urgences, d'infarctus, et de la manière de soigner convenablement les cœurs malades. Plus j'apprenais, plus cette boule de muscle grosse comme le poing logée dans notre poitrine m'impressionnait. Ce fut le coup de foudre : mon cœur ne battit plus que pour le cœur.

Dans ce livre, je vous emmène dans un voyage vers le cœur. Nous commencerons par observer sa naissance et découvrir ce qu'elle a à voir avec le théâtre, les boucles et les oreillettes. J'aimerais vous montrer que notre appareil cardiovasculaire est comparable au réseau autoroutier, avec ses voies en piteux état et ses embouteillages. Vous verrez la rigueur avec laquelle le cœur est organisé et la manière dont peut déraper le fonctionnement des atria et des ventricules. Par ailleurs, vous apprendrez ce qui arrive à notre palpitant quand on fume comme un pompier, qu'on mange tous les jours chez McDonald's et qu'on s'octroie régulièrement quelques verres de schnaps. J'expliquerai aussi pourquoi, en médecine des urgences, il nous arrive de devoir lire dans le marc de café – sans pourtant rien faire d'ésotérique.

Vous saurez bientôt quelles maladies affaiblissent notre cœur et découvrirez des conseils d'alimentation pour le maintenir en pleine forme. Nous verrons si le lapin de Pâques aurait vraiment un cœur plus sain en devenant végétalien, pourquoi les apothicaires médiévaux goûtaient parfois à l'urine de leurs patients, et quel genre de quatuor peut se révéler fatal.

Nous partirons ensuite en vacances, mais elles seront périlleuses. Lieu du crime : les atria (pluriel d'atrium), jadis appelés oreillettes cardiaques, même si elles ne permettent pas d'entendre quoi que ce soit. Plus d'un cœur de jeune vacancier termine ses congés moins reposé qu'il ne les a entamés. Nous verrons les conditions indispensables d'un rythme cardiaque efficace, ce qui l'influence, et comment lutter médicalement contre l'arythmie. Ce sera aussi l'occasion d'observer en détail la manière la plus radicale de ramener notre cœur à la vie : la réanimation.

Elle est indispensable à quiconque subit un arrêt cardiaque, et afin que cela ne vous arrive pas, nous parlerons d'un excellent mode de prévention : le sexe ! Il renforce et soutient le corps et le système immunitaire, notre armée corporelle. Nous passerons à la loupe les petits soldats qui assurent notre défense et prouverons que Churchill avait tort en affirmant que le sport, c'est la mort. Nous ferons aussi un petit tour dans le sang, découvrirons ses composants, et en apprendrons plus sur la tension artérielle.

Ensuite, la passion reprendra le dessus : nous verrons que même la psyché et le sentiment amoureux peuvent avoir une influence sur notre cœur. Un cœur brisé peut-il être mortel ? Quoi qu'il en soit, il ne faut pas sous-estimer notre pouvoir d'autoguérison, et la médecine moderne a elle aussi quelques tours dans son sac pour remettre d'aplomb un cœur abîmé, depuis les pièces détachées jusqu'au moteur tout neuf.

Voilà les étapes de notre voyage dans le cœur, toutes plus excitantes les unes que les autres. C'est parti !

LA BOUCLE DU CŒUR

Tout sur la naissance de notre cœur, sa structure et le fonctionnement de ses voies d'acheminement

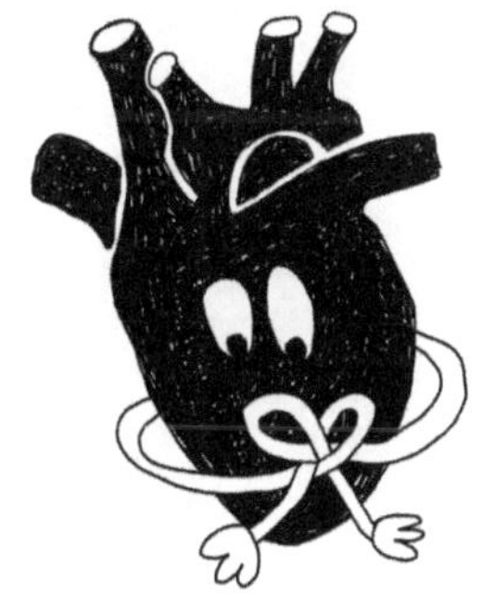

La plus longue pièce de théâtre du monde

Bou-boum, bou-boum, bou-boum. Le bruit d'un cœur battant. Il accomplit chaque jour son vital devoir avec force, palpitant sans interruption que l'on soit éveillé ou endormi, du jour de notre naissance jusqu'à notre dernier souffle. Mais qu'arrive-t-il à notre cœur entre-temps, c'est-à-dire pendant toute notre vie ? En fait, ce n'est pas si compliqué.

Passionné de théâtre, j'ai constaté que le cœur traverse, pendant les quatre-vingts années que dure en moyenne son existence, des événements ressemblant beaucoup à un drame classique en cinq actes. Le premier acte est l'introduction, et au deuxième, l'action accélère. Au milieu du drame, le troisième acte, l'histoire atteint son apogée, et à partir de là, tragiquement, ça va de mal en pis. Après le quatrième acte, au cours duquel tout s'aggrave, survient, dans le cinquième, l'inévitable catastrophe qui met fin à la pièce.

Mais je m'égare. Levé de rideau sur une grande histoire de cœur !

Acte I : Le cœur à naître

Au théâtre, le premier acte commence le plus souvent par l'introduction des personnages. Permettez-moi de faire les présentations : voici l'ébauche cardiaque embryonnaire. C'est peu de temps après la fécondation de l'ovule, moment auquel démarre le développement plutôt compliqué de l'embryon, qu'est aussi posée la première pierre d'un cœur en état de marche. Pourtant, ce que l'on distingue environ trois semaines plus tard n'y ressemble pas vraiment : on ne voit tout d'abord qu'un amoncellement de cellules pas vraiment spectaculaire, appelé l'« aire cardiogène[1] ». Cette aire forme deux cordons qui, en poursuivant leur développement, deviendront des tuyaux.

Parallèlement se forme déjà le péricarde, à l'intérieur duquel l'ébauche cardiaque continue sa croissance. Le péricarde constituera aussi plus tard l'enveloppe du cœur adulte. À l'intérieur, les tuyaux poussant l'un à côté de l'autre fusionnent pour former un gros tube cardiaque, qui s'allonge puis se courbe, dessinant une jolie boucle.

Mais le développement du cœur est loin d'être terminé. Lui poussent désormais des auricules, qui sont en fait des excroissances des atria. Leur fonction exacte est inconnue, mais on sait qu'elles sont responsables de la sécrétion d'une hormone qui permettra plus tard l'élimination de l'urine. Notre cœur ne se contente donc pas de pomper le sang à travers notre corps, il nous aide aussi à faire pipi.

---

1. Ou aire cardiogénique. Le terme « cardiogène » vient du grec *cardia*, « cœur », et *genesis*, « commencement ».

À présent que la fécondation remonte à environ un mois, on peut distinguer dans l'ébauche cardiaque une zone d'atria et une zone de ventricules. Les stades préliminaires des valves et du septum, la membrane qui séparera les moitiés droite et gauche du cœur, font leur apparition. Le septum ne se fermera complètement que quelques jours après la naissance. Pour l'instant, il reste entre l'atrium droit et l'atrium gauche une ouverture, un trou ovale appelé le « foramen ovale ». Le sang l'utilise pour passer de l'atrium droit au gauche et poursuivre sa route dans le corps de l'embryon. Pourquoi ? C'est simple : un embryon n'a pas besoin de respirer. Tout effort pour faire circuler le sang à travers les poumons serait donc superflu, et ce raccourci est bien suffisant.

Au terme de ce premier stade de développement, on observe là un gros muscle creux (qui rappelle vaguement un ancien gouverneur californien…).

Acte II : Le cœur nouveau-né

Le cœur d'un nouveau-né est très différent de celui d'un adulte. Il a à peu près la taille d'une noix et travaille beaucoup plus vite, battant jusqu'à 150 fois par minute alors même qu'il ne fait pas de sport. C'est environ le double du rythme cardiaque d'un adulte : le cœur étant encore très petit, il ne déplace que peu de sang à chaque battement. Comme il fonctionne désormais de manière complètement indépendante, le foramen ovale se ferme dans les jours suivant la naissance. Du coup, la moitié droite du cœur envoie le sang dans le circuit pulmonaire, et la moitié gauche dans le reste du corps du nourrisson.

Au théâtre, c'est en général ici qu'apparaît le premier conflit. Il en va de même pour le cœur: si quelque chose est allé de travers pendant son développement, c'est au plus tard maintenant qu'on s'en aperçoit. Certes, sous nos latitudes, le diagnostic prénatal est très fiable, mais hélas pas parfait. Lorsqu'un médecin écoute un cœur d'enfant malade, il perçoit souvent des bruits indiquant une malformation cardiaque.

La plus fréquente est la communication interventriculaire (CIV): la cloison séparant les deux ventricules est percée[1]. Dans le pire des cas, la vie de l'enfant commence donc directement par une opération du cœur. Toutefois, cela dépend de l'ampleur du trou. Les ouvertures de petite taille peuvent même se fermer complètement d'elles-mêmes, sans intervention chirurgicale, et tant que le nouveau-né est en forme et plein d'énergie, sa vie n'est en général pas vraiment en danger. Il est décisif que les organes enfantins reçoivent suffisamment d'oxygène. Alors seulement, le bout de chou peut pousser un grand soupir de soulagement – et nous avec.

Acte III: Le cœur puissant

Un cœur d'adulte sain et complètement développé, vers l'âge de vingt ans, se contracte de 60 à 80 fois par minute. S'il est bien entraîné, il peut, au repos, battre encore plus lentement. Pourtant, ce paquet de muscles déborde d'énergie. Pour bien comprendre de quoi il a l'air vu de l'intérieur, il faut l'ouvrir pour y jeter un œil. Assister à une telle dissection durant mon cours

1. Voir aussi, à partir de la p. 291, « Le cœur percé ».

d'anatomie médicale fut réellement fascinant, mais il faut pour cela avoir soi-même le cœur bien accroché.

Observons le tout du point de vue d'un globule rouge. En jargon médical, on l'appelle un érythrocyte ; il fait partie des nombreuses cellules sanguines porteuses du colorant rouge nommé hémoglobine. Sa mission principale est de transporter l'oxygène des poumons vers le corps et d'y rapporter en échange le dioxyde de carbone.

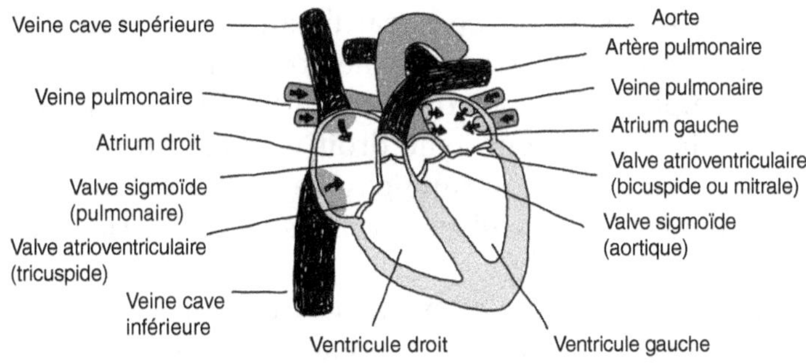

Voici à quoi ressemble le cœur humain vu de l'intérieur.

Imaginez désormais que vous êtes un érythrocyte. En quittant un organe, par exemple le cerveau, vous transportez du dioxyde de carbone (fixé par l'hémoglobine) en direction du cœur, en suivant un vaisseau sanguin. Vous vous trouvez donc dans une veine. En effet, toutes les voies sanguines qui transportent le sang vers le cœur sont les veines et toutes celles qui, à l'inverse, transportent le sang depuis le cœur vers les autres régions du corps s'appellent des artères. Après quelques embranchements, vous arrivez à la veine cave supérieure, un vaisseau qui aboutit directement au cœur. Après l'avoir traversée, chargé de dioxyde de carbone, vous êtes propulsé dans l'atrium droit. Ne traînez pas, vous n'êtes pas là pour faire du lèche-vitrines, nous avons une mission !

Entre l'atrium et le ventricule droits, vous traversez une valve, la valve tricuspide, ainsi nommée parce qu'elle est constituée de trois feuillets. Une fois que vous aurez quitté l'atrium droit en franchissant cette valve, il vous sera impossible d'y revenir si le cœur est en bonne santé, car toutes les valves cardiaques fonctionnent à la manière de soupapes : elles ne s'ouvrent que dans un sens, empêchant donc efficacement le flux sanguin de vous refouler du ventricule droit vers l'atrium. Ainsi, dans un cœur sain, le sang circule toujours dans une seule direction, sans allées et venues entre ventricule et atrium, par exemple.

Enfin, vous quittez le ventricule droit en franchissant une autre valve, la valve pulmonaire[1], en direction des poumons. Vous voici désormais dans l'artère pulmonaire. On constate ici clairement que l'affirmation courante « les artères transportent le sang riche en oxygène et les veines le sang pauvre en oxygène » est erronée. En effet, vous transportez à ce moment-là toujours votre dioxyde de carbone, c'est-à-dire que vous êtes « pauvre en oxygène ». Pourtant, c'est bel et bien dans une artère que vous barbotez. Répétons-le donc : les artères transportent le sang du cœur vers le reste du corps et les veines du corps vers le cœur (et même cette règle admet quelques petites exceptions, par exemple aux alentours du foie[2]).

1. Du grec *pulmo*.
2. Voir p. 44, veine porte du foie.

Une fois dans les poumons, vous remplissez votre première mission d'érythrocyte : vous vous délestez de votre dioxyde de carbone et faites le plein d'oxygène avant de reprendre ainsi le chemin du cœur, qui passera par la veine (!) pulmonaire. Avec vos congénères, vous coulez dans l'atrium gauche puis, en franchissant une troisième valve, arrivez dans le ventricule gauche, le dernier. La valve située entre l'atrium et le ventricule gauches s'appelle la valve bicuspide[1], ou valve mitrale, car sa forme évoque la coiffe d'un évêque, la mitre.

Le ventricule gauche est le bodybuilder des cavités cardiaques : sa paroi musculaire est de loin la plus épaisse de toutes, car elle doit créer une forte pression pour que le sang reste en perpétuel mouvement et soit propulsé jusque dans le dernier recoin de notre corps. Le voyage continue à travers la dernière valve, la valve aortique, pour rejoindre l'aorte. Celle-ci contourne le cœur en une boucle élégante dont partent des embranchements en direction de la tête et des bras. Elle se poursuit vers la cavité abdominale où elle se subdivise en ramifications de plus en plus petites, approvisionnant de sang frais l'ensemble des organes et des tissus, jusqu'au bout des orteils.

Nous voici au paroxysme du théâtre cardiaque : tout fonctionne, le cœur et les vaisseaux sanguins semblent constituer un système indestructible. Mais un tragique revirement se prépare.

1. À deux feuillets.

Acte IV: Le cœur malade

Au bout de vingt-cinq ans déjà, les premières « calcifications » commencent à se déposer sur les parois des artères coronaires (celles qui fournissent du sang au muscle cardiaque lui-même). Rien encore de dramatique pour le moment, mais ainsi se pose déjà la première pierre d'une maladie grave, l'athérosclérose. Elle est à l'origine des deux premières causes de décès au monde : l'infarctus et l'accident vasculaire cérébral (AVC). En effet, avec le temps, les dépôts de la paroi vasculaire deviennent de plus en plus épais et finissent par obturer les vaisseaux, d'abord partiellement puis, dans les cas les plus graves, complètement (tout comme un tuyau de robinetterie peut être bouché par le calcaire).

En cas d'engorgement des artères coronaires, de grandes parties du myocarde (le muscle cardiaque) finissent par ne plus ou presque plus être alimentées en nutriments et en oxygène, et se transforment, entraînant le tristement célèbre infarctus. Les zones sous-alimentées se changent en une sorte de tissu cicatriciel qui ne participe plus activement aux battements du cœur. Et comme une équipe n'est jamais meilleure que son membre le plus faible, le cœur perd de sa force et de son endurance.

Au théâtre, on parle ici de moment retardateur, c'est-à-dire de l'instant où l'action ralentit avant le grand finale. Dans le cas d'un infarctus, c'est la médecine qui prend en charge ce ralentissement. Afin de repousser le plus possible l'inévitable catastrophe ou, mieux encore, de l'empêcher, on peut par exemple prescrire des médicaments, procéder à un traitement par cathéter cardiaque (un long et mince tuyau passé directement dans les artères coronaires), et tenter de modifier le mode de vie du patient de manière à alléger la charge imposée au cœur et à réduire autant que possible le risque d'un nouvel infarctus.

Acte V: Le cœur déclinant

Douleurs dans la poitrine, cœur déboussolé. Si l'on pose un stéthoscope sur la cage thoracique, on n'entend plus bou-boum, bou-boum, bou-boum, mais plutôt bou-... boum, bou-bou-boum, boum, bou-boum. Insuffisance respiratoire et apathie s'installent. Après presque un siècle de battements ininterrompus, le cœur s'est beaucoup affaibli et en a vu des vertes et des pas mûres. Le voici qui subit son troisième infarctus. Il pompe toujours plus faiblement et, se révoltant une dernière fois, tente de donner tout ce qu'il a en se mettant à travailler plus vite. Hélas, c'est peine perdue: le cœur ne fonctionne plus correctement, frémit encore brièvement, perd le rythme et s'arrête. C'est fini.

Voici l'inévitable conclusion du drame, tragique bien que prévisible. Nous succomberons tous un jour à cet arrêt cardiaque, mais d'ici là, nul besoin, justement, d'en faire une tragédie. Au contraire: pour qui a un cœur d'or, la vie ressemble plutôt à une comédie. Certes, le palpitant finira toujours par s'arrêter, mais avant cela, on aura beaucoup ri et mené une existence bien remplie. Car la bonne nouvelle, c'est que chacun de nous peut prendre des mesures pour repousser le plus possible ce tombé de rideau. Et dans le meilleur des cas, il se produira sans qu'aucun problème cardiaque ni circulatoire ne nous ait pourri la vie auparavant.

Le premier pas dans la bonne direction, c'est l'humour. Certes, il arrive que la vie doive être prise très au sérieux, mais tout devient plus simple quand on a le sourire aux lèvres. Essayez donc le yoga du rire, ou tapez « Quadruplet Babies Laughing » sur YouTube.

Les hypocondriaques ne sont pas les seuls à voir des maladies mortelles dans les symptômes les plus anodins. Même si personne n'est à l'abri de cette habitude paralysante, souriez donc : en règle générale, l'être humain est en bonne santé, et c'est heureusement aussi valable pour le cœur. Une sensation bizarre ressentie à quelque endroit de notre corps n'indique presque jamais la maladie rare tant redoutée qui nous emportera en quelques heures, mais quasi systématiquement quelque chose d'absolument inoffensif. Je me fie en la matière à ma devise : « Quand des bruits de sabots résonnent à ma fenêtre, il ne s'agit généralement pas d'un zèbre. » Bien peu de choses font donc obstacle au bonheur personnel et à la bonne santé physique. Pourtant, de temps en temps, j'adore écouter attentivement mon propre cœur.

Le poker des valves cardiaques

Allongé dans mon lit, j'écoute mon propre cœur au travail. Il bat un peu plus fort que d'habitude parce qu'avant d'aller me coucher, je suis allé nager quelques longueurs. Je jette un coup d'œil à mon réveil et compte 19 battements en 15 secondes. Je fais le calcul : 4 fois 19, c'est 19 fois 2 fois 2. Ou bien 2 fois 38, c'est-à-dire 76 coups par minute. Je baisse les yeux vers ma poitrine et vois ma cage thoracique bouger en rythme à chaque battement.

Comme je suis étudiant en médecine, j'ai toujours un stéthoscope à portée de main. Je m'ausculte donc. Bou-boum, bou-boum, bou-boum. Je viens d'avoir vingt-cinq ans. Mon cœur a donc déjà battu environ 900 millions de fois, accomplissant très consciencieusement sa mission : me maintenir en vie. Merci, cher cœur, d'effectuer pour moi cette tâche monotone.

Mais en écoutant plus attentivement, on remarque que le travail du cœur n'est en fait pas si monotone que cela, et qu'il ne se contente pas de cogner comme les basses d'un baffle, boum, boum, boum, boum. Au contraire : il semble y avoir aussi une sorte d'écho. Bou-boum, bou-boum, bou-boum. De fait, un battement de cœur ne vient pas uniquement de la contraction du myocarde entier, mais d'une interaction coordonnée de la musculature des atria et des ventricules, et de l'ouverture et la fermeture des valves cardiaques.

D'abord, les atria se contractent et projettent du sang dans les ventricules. Normalement, cette étape est impossible à déceler au stéthoscope. Peu après, en général au bout d'environ 150 millisecondes, les ventricules se contractent à leur tour et envoient le sang dans les poumons, puis dans le corps. C'est la contraction de la musculature des ventricules qui provoque le « bou ». Quant au « boum » consécutif, ce n'est pas le myocarde lui-même qui le produit, mais la fermeture des valves sigmoïdes menant à l'aorte et à l'artère pulmonaire. Quand je déplace le stéthoscope sur ma cage thoracique, le son se modifie. Un peu plus haut, il change encore. Je pourrais passer des heures à écouter mon cœur.

Ce soir-là, les sons produits par mes valves cardiaques m'enthousiasment particulièrement. Ces valves s'assurent que le sang qui traverse notre cœur voyage toujours dans une seule direction, sans faire soudainement demi-tour. Nous l'avons vu, on distingue quatre valves : deux atrioventriculaires (la mitrale et la tricuspide) et deux sigmoïdes (la pulmonaire et l'aortique). Elles s'ouvrent et se ferment toujours en alternance, provoquant ainsi des sons qui leur sont propres. En médecine, on différencie quatre bruits cardiaques, dont deux seulement sont perceptibles avec le stéthoscope.

Le premier bruit cardiaque, ou B1, au son grave, provient de la contraction de la musculature des ventricules. Le deuxième, B2, plus aigu, est un peu plus court, plus sec et plus sonore que le premier. Il vient de la fermeture des valves sigmoïdes. Pendant l'inspiration, sa sonorité peut se modifier et se scinder ; c'est le cas si la valve aortique se referme un peu plus tôt que la valve pulmonaire.

Les enfants et les adolescents sont plus bruyants que les adultes, et leur cœur aussi : les troisième et quatrième bruits cardiaques (B3 et B4), aussi appelés « bruits surajoutés », ne sont jamais perceptibles au stéthoscope chez un adulte en bonne santé, alors qu'ils le sont occasionnellement chez les ados. On entend le troisième au moment où le ventricule gauche se remplit. Avant l'âge adulte, c'est tout à fait normal. Toutefois, audible chez un adulte, ce troisième bruit peut révéler des difficultés : soit un problème avec la valve bicuspide, entre l'atrium gauche et le ventricule gauche[1], soit un gonflement pathologique du ventricule[2], soit une insuffisance cardiaque. De plus, quand il reste trop de sang dans le ventricule au moment où il se remplit de nouveau, le sang entrant clapote contre celui qui est encore là, ce qui provoque également un bruit.

Le quatrième bruit est provoqué par la tension des atria. S'il apparaît chez l'adulte, il peut indiquer une hypertension artérielle, un grossissement de l'épaisseur de la paroi musculaire, un encombrement dans la voie d'éjection du ventricule gauche, ou, plus rarement, un rétrécissement de la valve aortique, aussi appelé sténose. En général, le B1 suivant lui succède directement.

1. On appelle aussi cela l'insuffisance mitrale, soit un dysfonctionnement de la valve mitrale.

2. Ou dilatation ventriculaire.

Percevoir tout cela avec un stéthoscope constitue toutefois une science à part entière. Certains médecins sont dotés d'une ouïe tellement entraînée qu'ils peuvent entendre non seulement la moindre modification du cœur, mais aussi des microtumeurs aux poumons. Pour ce faire, il faut poser le stéthoscope sur la cage thoracique et tapoter certains points bien précis. On dit qu'il est possible d'identifier ces tumeurs grâce à l'écho ainsi créé. Je n'ai pour ma part encore jamais réussi à accomplir une telle prouesse, mais dans ce domaine aussi, c'est en forgeant (sans arrêt) qu'on devient forgeron.

Mon stéthoscope m'est pourtant toujours bien utile, pour écouter non seulement le cœur, mais aussi le reste du corps. J'ai grandi dans la région du Harz, un coin très apprécié par les motards pendant l'été. À la belle saison, les accidents graves sont fréquents, et ces violents carambolages occasionnent souvent d'affreuses blessures. Une fois arrivé sur place comme secouriste, j'écoute d'abord les poumons et la cavité abdominale. En effet, dans de tels cas, il arrive souvent qu'aucun bruit respiratoire ne soit perceptible sur un côté de la cage thoracique, alors que le blessé respire bel et bien.

Ce paradoxe apparent s'explique généralement par un affaissement du poumon (pneumothorax) du côté concerné de la cage thoracique, parfois aussi par un épanchement de sang dans la cavité pleurale (hémothorax) ou, dans le pire des cas, par une combinaison des deux (hémopneumothorax). Si, pendant l'auscultation, on tapote en plus sur la cage thoracique (ce qu'on appelle « la percussion »), on peut différencier à l'oreille une accumulation d'air d'un épanchement de sang. Une accumulation d'air sonne plutôt comme un roulement de tambour, tandis qu'un épanchement de liquide étouffe le son du tapotement, comme si on frappait sur une timbale pleine d'eau. Si le patient se mettait en plus à chanter et à jouer de la guitare, il serait presque bon pour monter sur scène, n'étaient les soins ou les analyses qu'il doit encore subir.

Lors d'un examen médical classique, on écoute souvent le ventre pour vérifier le fonctionnement de l'intestin. Après un accident de moto, en revanche, on écoute le ventre en le tapotant pour exclure ou confirmer une accumulation de liquide et une hémorragie. Vous le voyez, le stéthoscope est un outil quotidien très pratique et indissociable de la médecine et des soins, surtout ceux du cœur.

Mais comme tout, il a ses limites. Certes, il existe des stéthoscopes de cardiologie grâce auxquels on entendrait presque ramper les vers de terre, mais même ainsi, on ne peut pas tout identifier. Ainsi des troisième et quatrième bruits cardiaques. Pour les percevoir, une échographie spéciale du cœur, un écho-doppler cardiaque (échocardiographie), est nécessaire. Grâce à lui, on peut par exemple déterminer la taille du myocarde, des ventricules et des atria, l'épaisseur des parois, la vivacité du cœur dans son ensemble et de ses valves, et les flux sanguins défectueux. Souvent, cela donne au médecin des indications sur une modification cardiaque pathologique, que ce soit une défaillance valvaire ou des étranglements dans des vaisseaux sanguins proches du cœur.

Pendant mes études, j'ai appris par cœur une phrase mnémotechnique qui me sert encore aujourd'hui : « **A**ntoine joue au **p**oker et **mi**se contre **T**om à **22** h **54** ». À première vue, cela n'a rien d'une information médicale – sauf si l'on cherche à se souvenir des points sur lesquels appliquer le stéthoscope pour contrôler les valves cardiaques. De fait, la seule chose à enregistrer en plus de cette phrase et de la combinaison droite-gauche-gauche-droite est que l'heure indiquée ici indique les espaces intercostaux 2, 4 et 5, et que les initiales de ces mots correspondent à celles des valves (**a**ortique, **p**ulmonaire, **m**itrale et **t**ricuspide). Si on sait cela, on peut écouter avec exactitude les bruits, voire les anomalies de ses propres valves cardiaques. Mais leur évaluation est compliquée et doit être effectuée par des cardiologues expérimentés, car entendre ces infimes différences est quasi impossible sans une très longue pratique.

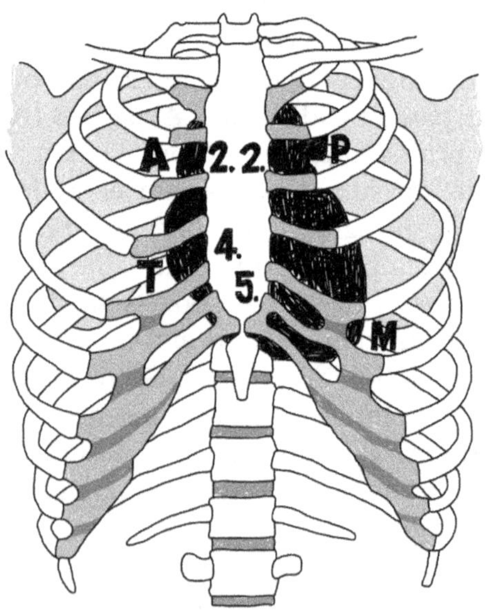

__A__ntoine joue au __p__oker et __m__ise contre __T__om à __22__ h __54__: voici les points où poser le stéthoscope.

Rien que le volume des bruits cardiaques pathologiques est divisé en six niveaux, de « difficilement audible » à « audible sans stéthoscope, extrêmement fort » en passant par « fort, mais sans frémissement ». De plus, on différencie leur développement d'après des critères tels que les formes crescendo et decrescendo, c'est-à-dire amplifiant ou diminuant, la forme en fuseau, faible au début et à la fin, mais forte au milieu, et la forme en bandeau, d'un volume toujours constant. Le cœur est un instrument qui se joue de mille manières… Après avoir constaté de telles anomalies, on peut entamer un traitement adapté des problèmes des valves cardiaques.

L'interaction des composantes du cœur telles que les valves, les atria et les ventricules est complexe, mais passionnante. Toutefois, le meilleur et le plus puissant des moteurs n'est d'aucune utilité sans une route sur laquelle le faire rouler. Et cette « route » n'est autre que notre appareil cardiovasculaire, ou système sanguin, sans lequel notre cœur, cette pompe centrale, n'aurait aucun sens. En effet, la force et l'endurance du cœur, de même que sa conception raffinée avec ses valves et son tissu cardionecteur, n'ont qu'un seul et unique objectif : envoyer du sang sur la route, pleins gaz !

L'autoroute du corps

Nos vaisseaux sanguins transportent le sang et les nutriments jusqu'aux recoins les plus reculés de notre corps. Seules de rares régions de l'organisme ne sont pas parcourues par ces vaisseaux : la cornée de l'œil, l'émail des dents, les cheveux et les poils, les ongles, et la couche supérieure de la peau. Pour acheminer le sang, il nous faut ce système de canalisation bien conçu, l'autoroute de notre corps. Il y a toutefois une limite à cette comparaison : les artères, veines et capillaires (les ramifications les plus fines des vaisseaux, dans les tissus) mesurent presque treize fois la longueur du réseau autoroutier français, avec près de 150 000 kilomètres.

De plus, à l'inverse des tuyaux d'un système de canalisation, les vaisseaux sanguins sont très élastiques, ce qui permet au corps de modifier lui-même leur diamètre. Ainsi, il est capable de fournir à certains organes et certaines structures des quantités de sang plus ou moins importantes en fonction des besoins en nutriments et en oxygène qu'ils ont à un moment donné. Finalement, c'est comme pour un moteur de voiture :

plus on enfonce le champignon, plus la quantité de carburant envoyée dans les cylindres augmente.

Lorsqu'on fait un jogging, les muscles doivent être mieux irrigués pour répondre à l'élévation de leur besoin en oxygène. L'irrigation de la peau augmente aussi ; le sang peut ainsi éliminer un peu de chaleur à la surface, qui est humidifiée et refroidie par la transpiration. En revanche, notre corps réduit la quantité de sang envoyée vers l'intestin, par exemple. On pourra toujours digérer plus tard. Il en va de même pour les poumons : si seule une faible quantité d'oxygène est enregistrée dans une de leurs zones, les vaisseaux de cette zone rétrécissent. Le sang ne va pas là où il n'y a rien à récolter.

Tout cela fonctionne uniquement parce que les artères et les veines sont des structures élastiques. Similaires dans leur constitution, elles possèdent toutefois quelques différences notables. Toutes ont une paroi composée de trois couches. La couche interne est faite de tissus de soutien et d'une couche appelée l'endothélium. Les cellules endothéliales tapissent l'intérieur d'un vaisseau sanguin ; elles forment ainsi une barrière avec le tissu et peuvent intervenir activement dans la régulation cardiovasculaire. Elles constituent l'aménagement intérieur et le papier peint du vaisseau sanguin, et bien plus encore. Elles libèrent par exemple du monoxyde d'azote, qui assure la dilatation des vaisseaux sanguins du cœur ou de la musculature squelettique. Cela se produit notamment en cas d'effort physique, afin de faire arriver jusqu'aux muscles davantage de sang riche en oxygène.

La couche moyenne est musclée, ou plus exactement composée de fibres élastiques et de cellules musculaires vasculaires lisses, qui courent circulairement autour du vaisseau sanguin. Ici interviennent les fibres du système nerveux végétatif (ou autonome), c'est-à-dire celui qui n'est pas soumis à notre volonté; elles régulent la largeur du vaisseau sanguin en contractant ou relâchant les cellules musculaires vasculaires. En effet, plus un vaisseau est large, plus grande est la quantité de sang qui y circule, c'est logique.

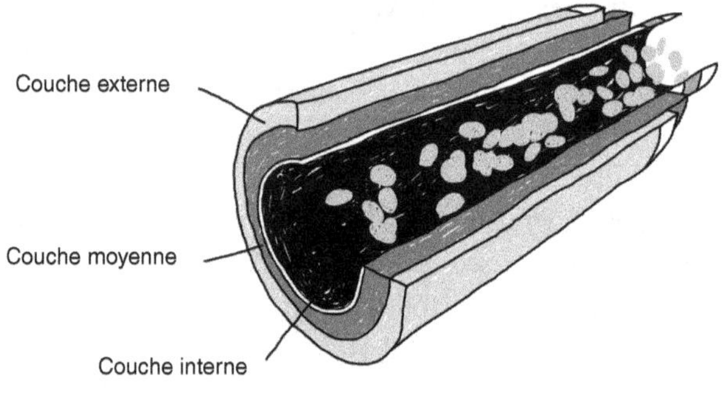

Constitution d'une paroi de vaisseau sanguin.

La couche externe du vaisseau sanguin, enfin, est constituée de fibres de tissu conjonctif qui relient l'artère ou la veine aux parties du corps environnantes. Dans cette couche circulent les nerfs qui gouvernent la musculature vasculaire lisse. Et puis, les vaisseaux sanguins eux-mêmes ont besoin d'oxygène. Ils sont donc recouverts de minuscules veines appelées vasa vasorum qui leur fournissent tout ce dont ils ont besoin pour accomplir leur travail. Ces « vaisseaux des vaisseaux » sont eux aussi situés dans la couche externe.

On pourrait dire que les artères sont les sportives de notre corps, tandis que les veines sont plutôt de gros pépères. Identiques sur le fond par leur structure en couches, les artères ont une constitution beaucoup plus musclée. En revanche, les veines sont plus développées de l'intérieur. Cela est notamment dû au fait qu'il règne une pression plus élevée à l'intérieur des artères ; celles-ci doivent la contrebalancer pour ne pas se transformer en poches flasques, comme un ballon de baudruche plein d'eau.

On distingue trois types d'artères : le type élastique, le type musculaire, et les plus petites des ramifications artérielles, les artérioles. Les artères élastiques sont proches du cœur. Leur représentante la plus connue est aussi la plus grosse : l'aorte, l'artère principale. Elle a environ le diamètre d'un tuyau d'arrosage de jardin. Lors d'un battement de cœur, elle s'élargit et absorbe davantage de sang, puis elle se rétracte pour maintenir la pression interne. On appelle cela l'effet Windkessel ; il est crucial pour assurer un flux sanguin régulier en direction de la périphérie du corps.

En tendant ou détendant la musculature des parois, les artères modifient donc leur taille, et avec elle la quantité de sang délivrée aux muscles et aux organes. Peu avant l'arrivée à leur destination, elles se divisent en minuscules artérioles. Celles-ci rapetissent de plus en plus jusqu'à ce que leur paroi ne soit plus composée de trois couches, mais d'une seule, faite de cellules endothéliales capillaires lisses. À partir de là, on parle de capillaires. Toutes les parties irriguées de notre corps comportent un réseau extrêmement serré de minuscules vaisseaux sanguins, parfois si étroits que les globules sanguins ne peuvent y pénétrer qu'à la queue leu leu.

Les capillaires établissent la connexion entre le système artériel, à haute pression, et le système veineux, à basse pression. Et comme leur paroi (l'endothélium) n'est composée que d'une seule couche cellulaire, l'oxygène peut s'en écouler bien plus facilement que depuis les autres vaisseaux sanguins, et atteindre ainsi les tissus environnants. L'endothélium est si perméable qu'en cas d'inflammation, même les globules blancs risquent de quitter le circuit sanguin, alors qu'ils sont parfois vraiment gros. Enfin, le sang récupère dans les cellules le dioxyde de carbone qui s'y est déposé et remonte par des veinules vers des veines de plus en plus grosses, pour finalement revenir dans le cœur.

À part quelques petites exceptions, le partage des tâches entre veines et artères est clairement défini. En règle générale, les artères transportent depuis le cœur le sang riche en oxygène et les veines ramènent vers le cœur le sang pauvre en oxygène. Les veines qui transportent le sang d'un organe à un autre, et pas directement vers le cœur, constituent une particularité. Ainsi de la veine porte du foie. Elle transporte le sang de l'intestin vers le foie, et de là, il retourne au cœur. C'est pratique : certains produits toxiques absorbés avec la nourriture peuvent ainsi être détruits directement dans le foie avant d'avoir causé des dégâts ailleurs dans le corps.

On l'a vu : la veine et l'artère pulmonaires sont elles aussi des exceptions. L'artère pulmonaire mène certes hors du cœur, comme toutes ses congénères, mais elle ne déplace pas un sang riche en oxygène : elle s'occupe de celui qui sera enrichi en oxygène seulement une fois arrivé dans les poumons. Alors chargé à bloc, il emprunte la veine pulmonaire pour retourner des poumons jusqu'à l'atrium gauche. Enfin, il est projeté à travers le ventricule gauche et l'aorte, notre artère principale, puis rejoint la circulation systémique. Ce battement cardiaque est perceptible par l'intermédiaire du pouls.

Ce qu'on perçoit précisément à ce moment-là, c'est l'extension et la contraction d'une artère. Il faut pour cela que celle-ci se trouve le plus près possible de la surface du corps, et ce n'est pas le cas de la majorité des artères. On ne ressent nettement le pouls qu'à quelques endroits : sur le pied, à l'aine, aux aisselles, dans le cou et sur l'avant-bras. N'est-ce pas une impression étrange que de sentir si distinctement le flux de notre propre sang ? On prend alors réellement conscience de tout ce qui se joue sous la surface de la peau.

Si les artères se trouvent rarement à la surface du corps, c'est que l'évolution a été maligne. Une artère blessée saigne abondamment, et si on s'ouvrait une artère à chaque fois qu'on se taillade le doigt en coupant des carottes, ça ferait vraiment trop de cochonneries, et on risquerait même au bout du compte de se vider de son sang. En revanche, une artère qui court plus en profondeur dans les tissus ne sera pas blessée au moindre bobo.

Une petite coupure ne provoque donc pas d'hémorragie mortelle, mais comment le sang revient-il du bout du doigt jusqu'au cœur ? Il faut bien qu'il retourne se faire enrichir en oxygène dans les poumons. Il reprend donc le chemin du cœur en empruntant de petites veinules et des veines. Avant d'atteindre l'atrium droit, il s'accumule dans deux gros vaisseaux, les veines caves supérieure et inférieure. Le sang venu du buste, des bras et de la tête arrive dans la veine cave supérieure, celui venu des organes de l'abdomen, des jambes et du tronc coule dans la veine cave inférieure.

Et comment le sang venu des veines des mollets parvient-il à escalader les 130 centimètres qui le séparent du cœur ? Cela n'est possible que grâce aux valves semblables à des clapets situées tous les quelques centimètres dans les veines ; elles ne s'ouvrent que dans la direction de la tête, jamais dans l'autre sens. Comme celles du cœur, ces valves empêchent un reflux du sang. Et lorsque nous bougeons, le tissu musculaire situé autour des vaisseaux accomplit le reste du travail et propulse le sang en direction du cœur. On appelle cela à juste titre la pompe musculaire.

Toutefois, l'âge venant, il se peut qu'un nombre croissant de valves veineuses s'abîment et cessent de fonctionner. La valve encore intacte précédant celle qui est en panne subit une pression de plus en plus élevée, et la partie de la veine située entre les deux valves s'élargit. Les varices sont une des conséquences peu agréables de ce phénomène ; elles peuvent toutefois aussi venir d'une faiblesse généralisée des tissus conjonctifs. Cette faiblesse est elle-même souvent la cause d'un autre détestable problème vasculaire : les hémorroïdes. Elles surgissent quand les artères et les veines du rectum s'élargissent, provoquant de sanglantes démangeaisons à la porte de derrière.

Les valves veineuses et la pompe musculaire ne sont toutefois pas les seules responsables du rapatriement du sang vers le cœur : notre respiration joue aussi un rôle. Une fois que le sang est arrivé dans la cage thoracique, notre musculature respiratoire, aussi nommée pompe respiratoire, aide à le transférer jusqu'à l'atrium droit. En effet, lors de la respiration abdominale, la pression diminue dans la cage thoracique, ce qui facilite la perception par la veine cave inférieure du sang venu de la partie basse du corps. Durant l'expiration suivante, au contraire, la pression appliquée aux vaisseaux augmente de nouveau et le sang est littéralement propulsé dans l'atrium droit.

Tant que tous ces systèmes fonctionnent et que le sang est présent partout dans le corps en quantité suffisante, on n'a en général aucun problème : les cellules sont ravitaillées et nous menons joyeusement notre vie. Mais (ce serait trop beau), cette belle mécanique n'est pas non plus à l'abri des pannes. De fait, comme sur une véritable autoroute, le trafic du système cardiovasculaire est parfois ralenti, voire complètement bloqué par un embouteillage.

L'ENGORGEMENT DES TUYAUX CARDIAQUES

Tout sur l'infarctus du myocarde et son apparition

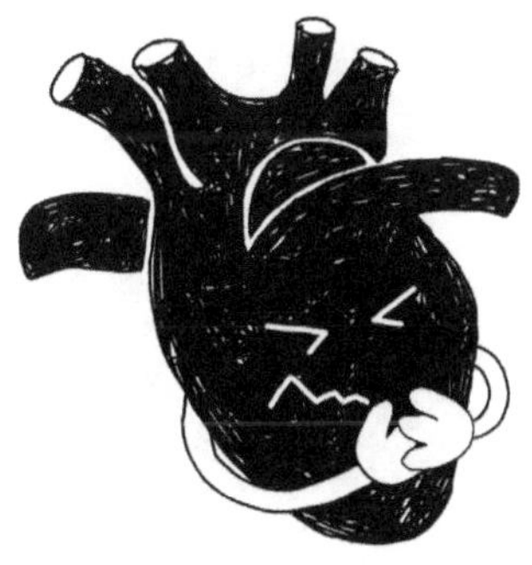

La première fois

Un samedi d'automne tout gris. Le vent souffle sur les pelouses et la pluie dégouline sur le bitume en véritables vagues. Presque personne dans les rues, seule une voiture passe de temps en temps. Plus d'un an s'est écoulé depuis mon premier jour aux urgences. Je suis désormais secouriste, j'ai suivi des formations, et je suis autorisé à effectuer un stage en poste de secours. À pied, je suis en route pour mon tour de garde. Le temps pourri m'indiffère, de même que mon étourderie qui m'a fait oublier chez moi mon parapluie, mes chaussures étanches et même mon petit déjeuner: le chemin n'est pas long et aujourd'hui, j'ai de très grandes attentes.

Je suis impatient de me lancer dans ma première mission en ambulance. Comment vais-je me sentir, en permanence par monts et par vaux, gyrophares allumés et sirène hurlante, concentration totale sur l'urgence, maladies, accidents, tout en défiant les forces de la nature? Je suis prêt. J'ignore encore que cette journée va sérieusement éprouver non seulement ma confiance en moi, mais aussi ma décision de devenir médecin.

Après un bref accueil au poste de secours, je reçois mon uniforme. Il me va comme un gant, et je bombe le torse. On me confie un récepteur radio très pratique, qui m'avertira de toute intervention en émettant un sifflement aigu, puis on m'explique le fonctionnement des divers appareils équipant l'ambulance.

Tandis que je papote dans le garage avec mes collègues, le chef de poste fait son entrée, la mine vaguement aigrie.

— Bonjour, monsieur von Borstel, bienvenue. Je vois que vous avez reçu toutes les instructions et déjà noué des contacts, remarque-t-il froidement.

— Oui, oui, c'est vrai, bredouillé-je. Je suis très content d'être ici !

Il me dévisage tranquillement, les coins de ses lèvres se relèvent peu à peu, et il annonce enfin avoir pour moi une importante mission à haute responsabilité. Dix minutes plus tard, je défie pour la première fois les forces de la nature, de tout mon cœur. Avec un balai. Dans l'entrée des voitures.

Est-ce un test ? Une sorte de rite d'initiation ? Je m'en moque. Portant avec fierté mon uniforme flamboyant sous les trombes d'eau, j'exécute les ordres en balayant les feuilles mortes. Au bout d'une petite heure, je mets fin à mon combat contre les bourrasques et me réfugie dans la salle de repos. S'y trouvent des canapés, un téléviseur, un coin cuisine et une étagère de livres, où je me sers aussitôt. Le temps passe, mais mon récepteur reste silencieux. Alors que mes collègues assis près de moi, leurs appareils à la ceinture, demeurent parfaitement calmes, je contrôle toutes les minutes le niveau de ma batterie. Où sont les urgences ? L'après-midi venu, nous nous préparons de la soupe, je fais la vaisselle, et à part ça, il ne se passe rien.

Il est inhabituel que rien ne se produise pendant un service de douze heures. Encore deux heures, et nous aurons vécu un tour de garde au niveau zéro absolu.

Un peu frustré, je descends l'escalier et rejoins le garage; j'ouvre la portière latérale de l'ambulance, ouvre de nouveau tous les tiroirs et tente d'enregistrer mentalement le système de rangement des sacs à dos de premiers secours.

Et enfin, alors que plus personne n'y croyait, quelque chose se met à vibrer à ma ceinture, puis un signal strident résonne. Une intervention! Mes collègues se précipitent en bas de l'escalier et quelques secondes plus tard, nous voici dans la rue, gyrophare clignotant et sirène hurlante. Nous disposons uniquement d'un nom, d'une adresse, et savons seulement que le patient a du mal à respirer.

Stefan, Sina et moi arrivons devant un pavillon. J'attrape mon sac à dos et la bouteille d'oxygène portable, mon collègue saisit l'électrocardiographe[1], et nous mettons vite le cap sur la porte d'entrée. Je suis motivé jusqu'au bout des ongles, rien ne peut m'arrêter. Presque rien. Ma mission s'interrompt brutalement: plein d'enthousiasme, je fonce dans la porte encore fermée. Du calme! Commence par sonner! La lumière s'allume. De l'intérieur résonne la voix d'une femme âgée:

— J'arrive!

Derrière la porte vitrée se dessine une silhouette courbée, qui avance très lentement.

1. Appareil servant à déterminer l'action cardiaque électrique sous la forme d'un électrocardiogramme, voir p. 172: « Si tu vois le clocher, le cimetière n'est pas loin. »

— Un peu de patience ! lance-t-elle à travers la fenêtre opaque.

Nous attendons. Je suis tendu à l'extrême mais impressionné par le calme que dégage cette femme, derrière la porte.

Puis le verrou est enfin tiré et une dame à la permanente blanche comme neige nous ouvre, souriante.

— Entrez donc, dit-elle aimablement en nous faisant place.

— C'est vous qui nous avez appelés ? demande Sina.

— Oui, mon mari est au salon. Il arrive à peine à respirer, une fois de plus, soupire-t-elle.

Chargé comme un âne, je trottine derrière mes collègues le long d'un couloir sombre pour atteindre une salle de séjour à peine mieux éclairée. Les stores sont à demi baissés, le téléviseur clignotant est la seule source de lumière directe. L'ameublement est vieillot, sans doute plus âgé que moi, mais bien entretenu. Une armoire encastrée de couleur foncée, quelques livres et des assiettes de porcelaine, le téléviseur, une table de fumeur à la surface carrelée de brun, et sur le canapé, un homme d'environ soixante-quinze ans au visage cramoisi. Il a visiblement beaucoup de mal à respirer.

Tandis que j'allume la lumière, Stefan nous présente puis se tourne tout de suite vers le malade :

— Vous nous avez appelés parce que vous n'arrivez plus à respirer ? Depuis combien de temps ?

— Je... (Il répond avec difficulté, la voix hachée.) Je voulais me lever du canapé et... (Pause, respiration.)... et j'ai eu l'impression qu'on m'étranglait.

À l'arrière-plan, je prépare l'oxygène. Je dispose de deux méthodes pour administrer ce gaz salvateur : avec un masque posé sur la bouche et le nez, ou avec des « lunettes ». Ce ne sont pas vraiment des lunettes, mais un tuyau de plastique relié d'un côté à la bouteille d'oxygène et muni à l'autre extrémité d'une boucle avec deux trous côte à côte. L'oxygène sort de ces orifices pour pénétrer dans le nez du patient. On peut régler la quantité depuis la bouteille. Comme le tuyau se fixe en passant par-dessus les oreilles, il a gagné le surnom de « lunettes ».

Je me concentre et repense à ce que j'ai appris pendant ma formation. Ces lunettes ne peuvent pas fournir au malade plus de 6 litres par minute, sans quoi la muqueuse nasale se dessèche. Notre patient n'a vraiment pas besoin de ça ; après tout, l'oxygène doit lui faciliter la respiration, pas la rendre encore plus difficile. Je peux aussi me servir du masque, mais en réglant cette fois le débit sur 6 litres par minute au minimum, car avec cette technique, une bonne partie de l'oxygène n'arrive pas jusqu'aux poumons du patient. Je suis perplexe. Avec les lunettes, il n'aura peut-être pas assez d'oxygène, mais le masque est souvent perçu comme désagréable. Après avoir pesé le pour et le contre, je décide que le patient devra tout de même supporter l'inconfort causé par ce dernier.

Stefan commence les soins par un bref interrogatoire, ce qu'on appelle une anamnèse :

— Avez-vous mal ? Si oui, où ?

— Ici, halète l'homme en désignant le côté gauche de sa poitrine.

— Avez-vous des allergies ?

— Non !

— Prenez-vous régulièrement des médicaments ou en avez-vous pris aujourd'hui ?

— Non !

— Souffrez-vous d'une maladie quelconque ?

— Oui, du diabète.

— Type 2 ?

— Oui, répond-il en toussant, type 2.

— Prenez-vous de l'insuline ? demande mon collègue.

— Ah oui, c'est vrai... mais seulement une petite piqûre avant chaque repas.

Ah ! On m'en avait parlé pendant ma formation, et voici que le cas se présente dès ma toute première intervention. Il arrive souvent que des patients, interrogés sur les médicaments qu'ils prennent, affirment en toute bonne foi ne suivre aucun traitement. Je n'ai toujours pas bien compris pourquoi. Il semble que la prise régulière de médicaments constitue pour beaucoup un rituel comparable au brossage des dents matinal. Ainsi, certains en viennent à mettre une pilule, voire le contenu d'une seringue, sur le même plan que le sucre de leur café quotidien. Même s'il ne s'agit pas d'une tromperie intentionnelle, cela peut se révéler extrêmement dangereux lors d'une urgence.

Stefan poursuit l'anamnèse :

— Avez-vous déjà eu des problèmes respiratoires ou d'autres maladies plus graves qu'un rhume, à part le diabète ?

— Non, seulement le diabète ! répond fermement le patient.

Mais soudain, comme surgie du néant, son épouse prend la parole ; lentement mais sûrement, elle s'est rapprochée en remontant le couloir pour arriver à portée de voix.

— Dis-leur pour ton angine, crie-t-elle. Annngiiiine !

Le vieux monsieur lève les yeux au ciel, un peu agacé. Il explique qu'on a diagnostiqué chez lui deux ans plus tôt une angine de poitrine[1], mais qu'il ne prend plus aucun médicament pour cela. Il a bien eu de temps en temps des problèmes respiratoires, mais il prétend que c'était temporaire et jamais aussi grave qu'aujourd'hui.

Tandis que Sina lui enfile une manchette pour mesurer sa tension, je lui tends le masque à oxygène ; il me l'arrache littéralement des mains et le presse contre son nez et sa bouche. Je décide de commencer avec 8 litres par minute. À l'aide d'un oxymètre, je mesure à son doigt la saturation en oxygène de son sang, qui semble encore plutôt normale. Mais la tension et la fréquence cardiaque sont toutes deux élevées. Cela peut venir du stress, mais aussi avoir une cause plus grave. Douleurs dans la poitrine, difficultés respiratoires, historique de problèmes cardiaques : toutes les sonnettes d'alarme résonnent.

Mon collègue établit un électrocardiogramme tandis que je prépare une solution de perfusion. Les toutes premières lignes de l'électrocardiogramme confirment notre soupçon : infarctus !

Deux minutes à peine ont passé depuis notre arrivée et l'état du patient empire à vue d'œil. Il respire de plus en plus difficilement et bien que nous ayons désormais ouvert toutes les vannes au maximum, la saturation de son sang en oxygène est en chute libre. Mes collègues font tout leur possible, et moi je reste planté là, impuissant. Je suis toutes les instructions, prépare aiguilles et désinfectant pour un accès veineux. Quand Stefan met en place la canule, l'homme me lance un regard terrifié ; il est désormais pâle comme un linge, ses lèvres sont

1. *Angina pectoris*, « constriction de poitrine », trouble temporaire de l'irrigation cardiaque souvent lié à un rétrécissement des artères coronaires.

bleues. Sa tension baisse, son électrocardiogramme devient de plus en plus irrégulier, l'ambiance est lourde.

Mon collègue lui parle, tente de le calmer, et l'homme continue à me fixer. Ses yeux hurlent : « Aide-moi ! »

Je ne me suis jamais senti aussi mal de toute ma vie. Le chaos le plus complet règne dans ma tête. Que pouvons-nous faire de plus ? Que puis-je faire de plus ? Mon grand-père a-t-il lui aussi souffert comme ça ? Le regard de l'homme me transperce. L'espace d'un instant, j'ai l'impression que c'est mon grand-père qui m'observe. Puis, soudain, le patient s'effondre de côté, perdant connaissance. Avant qu'il ne tombe du canapé, Stefan le rattrape et le soutient pour qu'il glisse doucement sur la moquette.

Bref contrôle : il respire, mais est inconscient. Position latérale de sécurité, aspirateur de mucosités à portée de main – me souvenant de mes cours, j'agis. Sortir la pompe d'aspiration du sac à dos, y fixer le cathéter d'aspiration. Test rapide : tout est prêt. Si l'homme venait à vomir, je serais en mesure d'aspirer rapidement ses vomissures et de libérer ainsi sa cavité buccale et son pharynx.

L'épouse du patient est assise sur une chaise près de la porte du salon, silencieuse. Dehors, une sirène hurle : l'urgentiste que nous avons appelé arrive. Dieu merci ! Sina demande à la dame d'aller ouvrir la porte ; lorsqu'elle quitte la pièce, nouveau rebondissement : un sifflement aigu retentit, les lignes de l'électrocardiogramme bondissent. Fibrillation ventriculaire ! Dans cet état, la musculature des ventricules cardiaques se contracte et se relâche très rapidement, dans le désordre le plus complet, de sorte que le cœur ne pompe plus de sang.

Stefan se lance aussitôt dans la réanimation, Sina prépare le défibrillateur, je déballe le matériel d'intubation. L'urgentiste pénètre à cet instant dans la pièce. Mon collègue lui décrit rapidement la situation, et c'est parti. Nous défibrillons le patient, c'est-à-dire que nous essayons de forcer son cœur à reprendre son rythme normal au moyen de fortes décharges électriques. Parallèlement, nous introduisons un tube dans sa trachée et le plaçons sous respiration artificielle, et il reçoit toute une série de médicaments. Pendant plus de trois heures, nous tentons de le maintenir en vie, hélas sans succès. Ma première intervention d'urgence se solde par un désastre.

Lorsque nous revenons au poste de secours, ce soir-là, l'équipe de nuit nous attend déjà. Mes collègues se chargent de la remise de l'ambulance, et je rentre chez moi très abattu. Je me demande si j'ai commis une erreur, si nous aurions pu en faire davantage. Suis-je vraiment fait pour ce métier ? Serai-je capable de voir régulièrement des gens mourir ?

À peine arrivé à la maison, je me mets à compulser pour la énième fois tous les chapitres consacrés à l'infarctus du myocarde de ma bibliothèque, à la recherche d'une faute. Cette incertitude est nouvelle pour moi, et il me faut un certain temps pour comprendre que nous n'avons commis aucune erreur. Bon gré mal gré, je dois accepter le fait que même un secouriste ne peut pas sauver tout le monde.

Le bateau tangue

Un cœur humain en bonne santé est à peu près gros comme un poing. Selon la taille du corps et l'entraînement, il pèse chez l'adulte entre 230 et 280 g, et est en majeure partie constitué de cellules cardiaques musculaires appelées les cardiomyocytes. On peut les diviser en deux catégories entre lesquelles règne une stricte hiérarchie, comme dans un service hospitalier.

D'un côté se trouvent les cellules de la musculature active, qui accomplissent le véritable travail du battement cardiaque en se contractant. Elles sont majoritaires, mais soumises à la tutelle permanente de l'autre type de cellules, celles du tissu nodal. Ces dernières produisent la stimulation électrique et la transmettent aux cellules du myocarde actif, donnant donc le rythme, à la manière du barreur et des rameurs en aviron.

Ces deux types de cellules ne se distinguent pas uniquement par leurs tâches, elles ont aussi une apparence différente. Les « barreuses » sont un peu plus grosses et plus claires, affichant pour ainsi dire une pâleur aristocratique, et assurent avec une régularité impressionnante un battement cardiaque constant (entre 60 et 80 fois par minute au repos) – du moins tant qu'elles sont en bonne santé et en état de marche.

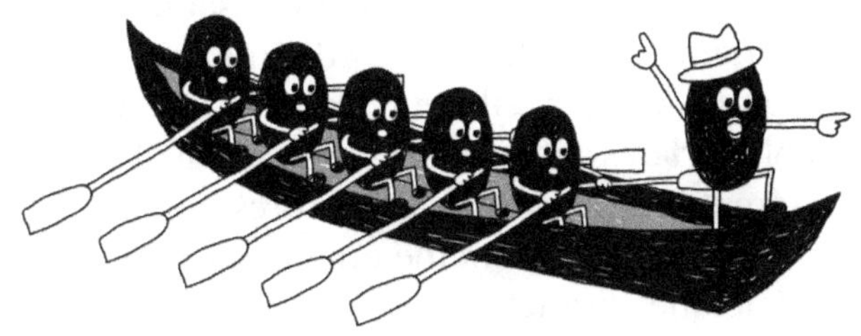

Le cœur, à l'inverse d'autres organes, se régénère très peu. En comparaison avec le foie, qui renouvelle ses cellules extrêmement rapidement, et les poumons, qui le font bien plus lentement, notre palpitant fait presque figure de lanterne rouge solitaire. Au cours de toute une vie, il ne remplace même pas la moitié de ses cellules.

Il dispose pourtant en permanence de suffisamment de cardiomyocytes. On estime ainsi que le ventricule gauche en compte à lui seul 6 milliards. Pour observer chacune d'elles au microscope durant une demi-seconde, il faudrait loucher dans l'objectif pendant presque deux siècles. Sans dormir, manger ni jamais faire de pause, naturellement. Que de cellules ! On en vient évidemment à se demander où le cœur trouve l'énergie nécessaire pour faire circuler 5 à 6 litres de sang par minute, même au repos. L'explication est simple : il fonctionne en autosuffisance.

Peu après que le sang a quitté le ventricule gauche en direction de la circulation systémique, trois trajets différents s'offrent à lui. La majeure partie coule dans l'aorte vers le bas, en direction des organes internes, des bras et des jambes. Ce faisant, juste après la valve aortique, le sang passe devant deux sorties menant aux artères coronaires droite et gauche. Celles-ci se divisent en de nombreuses ramifications minuscules pour alimenter en nutriments le tissu cardiaque lui-même.

Au premier coup d'œil, leur tracé semble identique chez la plupart des gens, mais dans le détail, il est en fait très différent. Comparons-le aux arbres feuillus. Ils ont de prime abord tous la même apparence : un tronc au milieu, quelques branches, beaucoup de feuilles. C'est seulement en les observant de plus près qu'on remarque leurs particularités, par exemple leur manière de se ramifier, la forme de leurs feuilles, de leurs fleurs.

Les arbres qui poussent devant ma fenêtre correspondent dans leur diversité aux différents types dominants des artères coronaires. Avec un réseau gauche dominant, l'artère coronaire gauche alimente aussi la paroi cardiaque postérieure en oxygène et nutriments ; si le réseau droit domine, c'est l'artère coronaire droite qui s'en charge. Le plus souvent, les deux artères coronaires assurent l'alimentation à part égale ; on appelle cela un réseau équilibré.

Les artères coronaires, en plus de leurs ramifications, développent des anastomoses. Il s'agit de connexions entre les vaisseaux ; ainsi, presque toutes les zones de la musculature cardiaque sont alimentées en sang du mieux possible. Malheureusement, en cas de blocage d'un vaisseau sanguin important, ces anastomoses ne suffisent presque jamais à constituer un système circulatoire de contournement, qui permettrait d'alimenter le myocarde en oxygène par une voie alternative.

Lorsqu'un barrage de ce type survient, on parle d'infarctus du myocarde.

Que se passe-t-il alors exactement ? Une artère coronaire ou l'une de ses ramifications se bouche, la plupart du temps à cause d'un caillot sanguin ou d'un dépôt de gras ou de plaque dans la paroi[1]. Survient alors un « engorgement des tuyaux » aux conséquences dramatiques : la musculature active et le tissu nodal ne sont plus alimentés suffisamment en sang. Une telle sous-alimentation provoque la mort de tissus cardiaques.

Les suites diffèrent beaucoup selon l'emplacement et la taille de la zone normalement alimentée par l'artère bouchée. Dans le pire des cas, le cœur arrête aussitôt de battre. Si certains rameurs défaillent, le bateau tourne en rond ou s'arrête complètement. Si c'est le barreur qui disparaît, tous se mettent à ramer n'importe comment, mais le bateau n'avance plus. Parfois, cette irrigation insuffisante ne provoque que quelques irrégularités du rythme cardiaque, et il n'est pas rare que de minuscules infarctus passent totalement inaperçus.

Une occlusion vasculaire entraînant une sous-vascularisation du côté droit du muscle cardiaque se manifeste fréquemment par l'engorgement de veines jugulaires, celles du cou, car le sang qui coule depuis ces veines en direction du cœur ne peut pas être transféré assez vite dans la circulation pulmonaire par la moitié droite du cœur et s'accumule. Et personne n'aime être pris dans un bouchon, n'est-ce pas ?

En revanche, une sous-vascularisation du côté gauche du muscle cardiaque provoque souvent une accumulation de liquide dans les poumons, ce qu'on appelle un

1. Sur l'athérosclérose, voir p. 94 et suivantes : « À l'étroit ».

œdème pulmonaire. Ici aussi, la cause en est un embouteillage sanguin, cette fois dans la veine ramenant au tissu pulmonaire. À cet endroit, la pression plus élevée entraîne la propulsion du liquide depuis les capillaires des alvéoles pulmonaires jusque dans la partie des poumons qui, en temps normal, ne contient que de l'air. Cela peut être si bruyant que lors de l'auscultation, on n'a pas même besoin d'un stéthoscope pour entendre les gargouillements dans les poumons. Dans les cas les plus graves, ceux-ci finissent par être tellement remplis de mousse que les patients sont pris de terribles quintes de toux pour tenter de s'en débarrasser. C'est assez répugnant, pour le malade lui-même, mais aussi pour les secouristes.

Dans une telle situation, tant que l'urgentiste n'est pas arrivé, les secouristes ne peuvent pas faire grand-chose de plus qu'une personne sans formation qui essaierait d'appliquer les premiers secours. Bien sûr, ils peuvent fournir de l'oxygène, mais la première personne arrivant sur place est elle aussi capable de simplement ouvrir la fenêtre pour faciliter la respiration du patient. Quand les symptômes de cet engorgement de la tuyauterie sont tellement graves que le cœur s'arrête, toute personne découvrant le pauvre malade, et pas seulement les médecins diplômés, est censée entamer aussitôt les mesures de réanimation. Pour cela, il est bien entendu utile de se souvenir de sa dernière formation aux premiers secours, mais même une réanimation imparfaite est préférable à pas de réanimation du tout.

Il existe par ailleurs un détail extrêmement important qui n'a aucun rapport avec les connaissances en médecine, les appareils ou les électrochocs : c'est l'attention qu'on témoigne au malade. Les victimes d'infarctus sont souvent complètement affolées, et plus une personne a peur, plus elle est stressée, ce qui fait battre encore plus vite son cœur déjà affaibli. Cela peut lui être fatal. Voilà pourquoi il est crucial de rendre l'attente des secours la plus confortable possible pour le patient, et de garder son calme du mieux qu'on le peut. Si le patient se sait pris en charge avec sollicitude, il se sent automatiquement mieux, mais si son entourage se montre nerveux et fébrile, son anxiété ne fera qu'empirer. Si la personne qui lui vient en aide tient compte de ses besoins et se montre compréhensive, elle aura déjà accompli une partie du travail. Le malade a-t-il froid, on lui donne une couverture, a-t-il du mal à respirer, on ouvre la fenêtre. Et s'il est particulièrement pâle, il est impératif de ne pas lui en faire la remarque. C'est prouvé : de telles mesures, apparemment très simples, augmentent les chances de survie, même dans des cas semblant désespérés.

Il en va bien entendu de même pour les victimes d'accident vasculaire cérébral. Comme nous retrouverons plusieurs fois cette expression par la suite, j'aimerais l'expliquer ici brièvement. Lors de l'AVC[1], il se passe en fait presque la même chose que lors de l'infarctus, mais dans un autre organe. Notre cerveau est parcouru de vaisseaux qui l'alimentent en sang. C'est important, car il est constitué de cellules nerveuses, ou neurones, qui ne peuvent travailler que si le sang leur livre suffisamment d'oxygène. Si un vaisseau sanguin du cerveau s'encombre, se déchire ou éclate, une partie de l'organe se retrouve privée d'irrigation et meurt – à moins que

1. Il a plusieurs appellations : infarctus cérébral, attaque d'apoplexie, attaque ou hémorragie cérébrale, ictus apoplectique ou, en latin, *apoplexia cerebri*.

l'encombrement ne soit éliminé très rapidement. Voilà pourquoi on appelle aussi l'AVC « infarctus cérébral ».

Selon le vaisseau sanguin touché et la partie du cerveau concernée, un AVC peut avoir des conséquences très diverses. Les petites occlusions passent souvent inaperçues, mais quand, par exemple, une zone responsable du langage se retrouve sous-alimentée, la victime s'exprime soudain de manière confuse, balbutie, raconte n'importe quoi, ou cesse même complètement de parler. En cas d'infarctus cérébral de ce type, on ne dispose que de peu de temps pour déboucher les engorgements. Au bout de quelques heures déjà, les dommages sont irréparables : le cerveau, comme le cœur, se régénère très peu.

Le mieux est bien entendu de ne pas subir d'infarctus, d'aucune sorte que ce soit, car quelle que soit la qualité des soins et de l'accompagnement, cela demeure très pénible et dangereux. Il est bel et bien possible de réduire le risque de crise cardiaque. Seuls deux facteurs ne sont pas influençables : la prédisposition et le sexe génétique. Les hommes sont bien plus souvent victimes d'infarctus que les femmes. Le risque pour les femmes augmente seulement après la ménopause, à cause de la modification du système hormonal qui survient alors. Mais il existe aussi toute une série de facteurs aggravant massivement le risque d'infarctus et qu'il est possible de prévenir. Si on les évite, le risque diminue. Ce n'est pas plus compliqué que ça !

ROULETTE RUSSE
AVEC LE CŒUR

Tout sur le rapport entre la cigarette,
l'alcool et la santé cardiaque

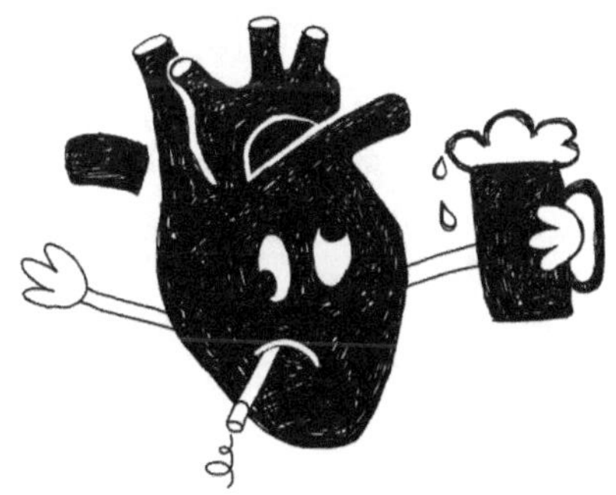

Une route goudronnée vers le cœur

Pourquoi dépensons-nous des milliers d'euros pour quelque chose qui nous donne mauvaise haleine, nous envoie grelotter à la porte des bars en hiver et nous fait mourir précocement dans d'affreuses souffrances ? Pourquoi une soirée dans un pub nous paraît-elle si agréable alors qu'elle représente un stress immense pour notre appareil cardiovasculaire ?

La faute à la dopamine, l'hormone de récompense de notre cerveau. Chaque cigarette génère dans notre tête l'impression de recevoir une merveilleuse récompense, et a donc pour un fumeur accro le même effet qu'une injection d'héroïne pour un toxicomane. Cette réponse est simple mais pas d'une grande aide quand il s'agit d'arrêter de fumer. Heureusement, le ministère de la Santé est là : « Fumer provoque un vieillissement de la peau ». Paf ! Ça, c'est de la menace ! Après avoir lu cet abominable avertissement pour la première fois, je me suis senti très mal, et j'ai trouvé mauvais goût à la cigarette que j'ai fumée ensuite. Mais cela m'a-t-il aidé ?

Bien sûr que non : dans un tel cas, une personne souffrant de dépendance augmente tout simplement la dose de drogue afin de forcer l'apparition de la sensation de récompense tant attendue, temporairement gâchée par la mauvaise nouvelle.

Je dois reconnaître être un pitoyable exemple en matière de tabagisme. Pendant les cours d'anatomie de mes études de médecine, j'ai vu des poumons de fumeurs aussi noirs que le bitume de la route ; lors de mon travail de secouriste, j'ai rencontré des gens cloués sur une chaise roulante ou dans leur lit par de graves maladies pulmonaires causées par leur consommation de cigarettes. Pourtant, rien de tout cela n'a suffi à m'empêcher d'en griller une de temps en temps tout en buvant une bière. Pourtant, fumer est un des rares actes qui ne nous apportent vraiment rien, à part un décès hors de prix mais socialement acceptable. Quand on fume, on joue à la roulette russe, mais sans faire passer le flingue, car les poumons ne sont pas le seul organe à souffrir des plus de 4 000 substances toxiques contenues dans la fumée du tabac.

Que se passe-t-il exactement lorsqu'on fume, et comment cela peut-il endommager si lourdement notre corps ? Cancer ! Le mot vient aussitôt à l'esprit, car au moins 40 des substances que l'on inhale en fumant une cigarette sont cancérigènes. Le risque le plus important est celui d'une tumeur, appelée cancer du poumon dans le langage populaire et carcinome pulmonaire en jargon médical. Elle survient quand, avec le temps, certaines cellules se modifient si radicalement à l'intérieur des bronches qu'elles en deviennent incapables de remplir leurs fonctions. Pour compenser cette perte, ces cellules ne font plus rien d'autre que se reproduire. Elles se divisent sans interruption et deviennent toujours plus nombreuses, jusqu'à ce que la grosseur qui en résulte entrave progressivement le poumon dans son travail. Lorsque ces cellules, transportées par le sang, arrivent dans d'autres organes (on dit alors que la tumeur se propage), le corps tout entier se retrouve affecté, et on finit par en mourir. Alors pourquoi, en sachant tout cela, sommes-nous assez bêtes pour continuer à fumer ?

C'est la faute de la nicotine. À petite dose, elle entraîne une diffusion modérée d'adrénaline, la célèbre hormone du stress, qui nous réveille, jugule la faim et renforce notre attention. Une formidable drogue naturelle ! Mais surtout, elle provoque dans le cerveau la diffusion déjà évoquée de dopamine. Par ailleurs, elle accélère notre rythme cardiaque et fait monter notre tension.

Quand j'avais dix-huit ans, j'ai mené sur moi-même une expérience sur le rétrécissement des vaisseaux provoqué par la cigarette. Un ami m'a prêté une caméra thermique et j'ai filmé ma propre main pendant que je fumais. Avant que j'allume la cigarette, la température à la surface de ma peau était de 32 °C. Dès la première bouffée, elle est tombée à 30 °C. Et quand j'ai terminé ma clope, la température de ma main oscillait entre 28 et 29 °C.

La nicotine et la fumée de cigarette ne sont donc pas seulement des drogues ayant sur notre corps des effets à long terme, elles ont aussi une influence à très court terme. La nicotine provoque la contraction des vaisseaux. Si une artère coronaire est déjà touchée par un rétrécissement, une seule cigarette peut même devenir la goutte d'eau qui fait déborder le vase et provoquer l'occlusion complète du vaisseau – on s'effondre alors, victime d'un grave infarctus du myocarde.

La fumée de cigarette, elle, contient principalement du goudron et du monoxyde de carbone. Celui-ci est un gaz incolore et inodore qui se fixe aux globules rouges, limitant considérablement leur capacité à absorber l'oxygène, car les érythrocytes (vous vous en souvenez sûrement : c'est l'autre nom des globules rouges) absorbent beaucoup plus facilement le monoxyde de carbone que l'oxygène. Dans le pire des cas, ce gaz refoule l'oxygène si loin des globules que le manque ainsi créé devient potentiellement mortel. C'est pour cela que bien des suicidaires parviennent à leurs fins en déviant les gaz d'échappement de leur voiture, riches en monoxyde de carbone, vers l'intérieur de leur véhicule, pour le respirer.

Le goudron donne au flegme de la toux des fumeurs sa couleur foncée. Il se dépose sur les cils cellulaires de nos poumons, qui sont normalement chargés d'en chasser le mucus et les petits corps étrangers arrivés là avec l'air inspiré, comme la poussière ; en temps normal, ils les déplacent vers la gorge, le pharynx et le nez par un incessant mouvement de vagues (cela ressemble à un champ de blé caressé par la brise). La fumée d'une seule cigarette paralyse ces cils pendant plusieurs minutes. Si on fume souvent et tout au long de la journée, une bonne quantité de matériel s'accumule dans les poumons. Le risque d'infection augmente, et nos voies respiratoires deviennent plus sujettes aux maladies.

La nicotine et la fumée de cigarette font aussi grimper la tension ; la concentration sanguine en « bon » cholestérol (HDL) diminue et celle en « mauvais » cholestérol (LDL) s'accroît[1]. Par ailleurs, le sang devient

1. Nous en dirons plus sur le cholestérol à partie de la p. 132 : « Le lapin de Pâques devrait-il être végétalien ? »

plus visqueux et la paroi interne des vaisseaux s'endommage. C'est là une des causes principales de l'apparition de l'athérosclérose. Un bilan bien négatif aux conséquences désastreuses pour notre système cardiovasculaire. Pas étonnant que chaque année, en France, entre 75 000 et 80 000 personnes meurent des suites du tabagisme.

Si, pour couronner le tout, on combine la cigarette à d'autres facteurs de risque de crise cardiaque comme l'hypertension, des habitudes de *couch-potatoe*, des visites régulières à tous les McDonald's des environs et un taux élevé de cholestérol sanguin, le danger de maladies cardiovasculaires graves devient énorme.

Pour ne rien arranger, le tabagisme est une des principales causes de l'artériopathie oblitérante des membres inférieurs (AOMI), appelée «jambe du fumeur» dans le langage courant. Dans un tel cas, les vaisseaux sanguins des jambes sont tellement abîmés par les dépôts de graisse et de plaque que les malades ont du mal à parcourir de longues distances à pied: ils sont forcés de faire une pause tous les quelques mètres. Cela leur donne l'air de faire du lèche-vitrines. Se balader dans les magasins est habituellement une occupation agréable, mais dans le pire des cas, les tissus sous-vascularisés d'une victime d'AOMI meurent et doivent être extraits chirurgicalement.

À tout cela s'ajoute le fait que le tabac affaiblit terriblement notre système immunitaire. Même si les hommes, à en croire les statistiques, fument davantage que les femmes et souffrent plus souvent de maladies vasculaires, le tabagisme n'en est pas moins dangereux pour les fumeuses, surtout pour celles qui prennent une pilule contraceptive: celle-ci favorise l'apparition d'occlusions vasculaires par le biais de thromboses. Si une femme fume et prend en plus la pilule, elle combine deux facteurs négatifs et augmente ainsi considérablement le risque de tomber malade.

En matière de cigarette, il n'existe donc qu'une seule bonne décision : arrêter aussi vite que possible ! On rend ainsi un fier service à son corps, même lorsqu'on a longtemps fumé. De nombreuses études démontrent que notre corps, après la dernière cigarette, se régénère lentement, mais continuellement. Ah, la dernière cigarette... c'est vraiment la meilleure !

Les premiers changements positifs surviennent déjà une vingtaine de minutes après la dernière bouffée. En effet, pendant ce laps de temps, la tension est revenue à son niveau d'avant la cigarette. L'irrigation du corps s'améliore et la température corporelle redevient normale. Après une demi-journée environ, le niveau de monoxyde de carbone dans le sang retrouve lui aussi son taux habituel. Nos globules transportent donc de nouveau de l'oxygène pur jusqu'aux cellules. Après une seule journée sans cigarette, notre cœur va beaucoup mieux, et la probabilité de subir un infarctus diminue déjà nettement.

Deux jours après avoir arrêté de fumer, on recommence à mieux sentir – non pas seulement à avoir une meilleure odeur corporelle, mais bel et bien à retrouver la capacité de percevoir les parfums. Soit dit en passant, le goût se régénère aussi, ce qui améliore franchement la qualité de vie. De belles tomates italiennes mûries au soleil redeviennent un véritable délice !

Au bout de quinze jours, les performances des poumons se sont déjà améliorées d'un tiers, et au bout d'un mois, les cils cellulaires ont repris leur rythme de travail normal ; on tousse donc beaucoup moins pour évacuer le flegme et la poussière des voies respiratoires. Conséquence : on absorbe davantage d'air à chaque inspiration.

Six mois après la dernière cigarette, le risque de subir un infarctus du myocarde est divisé par deux. Et si on tient le coup encore six mois, c'est-à-dire une année entière en tout, le danger de mourir des suites du tabagisme n'est plus qu'à moitié aussi important qu'au moment de la dernière bouffée. Le pire est maintenant passé – mais le danger de replonger demeurera des années entières.

Je sais de quoi je parle. Pendant mon bac et ma formation de secouriste, je n'ai pas fumé. Mais au début de mes études à Vienne, une seule bouffée m'a ramené au point où j'en étais juste après avoir arrêté. Nous avons hélas une excellente mémoire en matière de dépendance. Notre corps se souvient encore des années plus tard du plaisir qu'une pratique addictive lui procurait, mais il en oublie très vite les conséquences néfastes. Notre cerveau est tout simplement accro à la dopamine.

Heureusement, l'être humain peut être plus fort que ses pulsions. Au bout de quinze ans sans cigarette, un ancien fumeur revient au même niveau de risque d'infarctus qu'une personne n'ayant jamais fumé. Il vaut donc vraiment la peine d'enfin arrêter de fumer.

Inutile de redouter les symptômes de sevrage suivant l'arrêt du tabac. Certes, au début, des difficultés de concentration, une irritabilité aggravée ainsi que, souvent, des sueurs et des nausées nous compliquent la vie, mais ce sont en fait des signes positifs ! Ils nous montrent que notre corps est en train de s'adapter et de s'habituer aux nouvelles circonstances. Adoptons donc la devise : serre les dents, tiens le coup, et ne replonge jamais !

Une boisson d'hommes pour le cœur

J'adore passer la soirée au bar avec mes amis. En général, après une activité culturelle ou sportive entreprise ensemble, nous terminons en jouant aux cartes, en prenant une bière et, pour certains, en fumant une cigarette. Et souvent, on n'en reste pas à une seule bière. Ce dont nous parlons toutefois rarement, ce que nous refoulons même volontiers, c'est ce qui advient lorsque l'alcool s'ajoute à la cigarette. Ce duo tant apprécié provoque en effet, en combinaison, bien plus de dommages dans le corps que le tabac tout seul.

On entend de plus en plus souvent parler de *binge drinking*, l'absorption de grandes quantités d'alcool en un temps très court. Au cours d'une expérience menée avec des étudiants, des chercheurs de Chicago ont constaté que les gros buveurs parmi leurs personnes test ne profitaient absolument pas de l'amélioration d'irrigation sanguine qu'on attribue souvent à l'alcool. Pour ce faire, ils ont servi en l'espace de deux heures à des jeunes hommes âgés de dix-huit à vingt-cinq ans, dont certains ne boivent presque jamais et d'autres régulièrement, quatre à cinq boissons standardisées contenant chacune 13 g d'alcool, soit à peu près la quantité d'alcool d'une bouteille de bière de 33 cl. Puis ils ont mesuré le diamètre d'une artère du bras chez chacun des participants.

Chez les sujets buvant peu ou pas d'alcool, ils ont constaté que le vaisseau observé se dilatait avec et sans stimulation médicamenteuse. À l'inverse, chez les sujets habitués à boire de l'alcool, ayant indiqué avoir été « complètement saouls » au moins six fois par mois au cours des dernières années, la vasodilatation fonctionnait beaucoup moins bien.

On entend souvent dire qu'un ou deux verres de vin le soir seraient bons pour la santé, et notamment pour le cœur et les vaisseaux sanguins. Mais il serait fatal d'en conclure que l'alcool est une substance à effet préventif. Ce n'est pas un remède miracle, mais une drogue qui augmente le risque de cardiomyopathie, d'arythmie et de lésions organiques[1]. De plus, une consommation exagérée d'alcool endommage gravement le foie, ce qui peut avoir des effets directs sur le système cardiovasculaire.

Plusieurs études cardiologiques prouvent qu'environ 40 % des cardiomyopathies sont à mettre sur le compte de l'alcool. Dans un tel cas, comme pour un infarctus, le tissu cardiaque est détruit, ce qui favorise l'apparition de maladies potentiellement mortelles. De plus, le système immunitaire des alcooliques est fragilisé. Leur

1. Par exemple dans le cas du syndrome « holiday heart ». Voir à ce sujet à partir de la p. 158 : « Périlleuses vacances ventriculaires ».

armée de cellules immunitaires ne remplit plus aussi bien ses fonctions qu'avant l'addiction. Cela aggrave le risque d'infections, qui peuvent ensuite s'étendre au cœur.

En fait, c'est le corps entier qui souffre de l'abus d'alcool. Le cerveau est endommagé, et chez certains hommes, les testicules s'atrophient. L'alcool maltraite aussi gravement notre système digestif. Même les personnes non alcooliques s'en rendent compte en allant aux toilettes le lendemain d'une soirée trop arrosée : tout ce qu'élimine alors le corps, par quelque orifice que ce soit, est en général désagréablement fluide. De nombreux alcooliques graves ne mangent pratiquement pas, ne supportant plus la nourriture. Pourtant, une alimentation bonne pour le cœur consiste en bien plus de choses que du houblon, du malt, du froment ou de l'orge.

Malgré cela, un verre de vin au cours d'un repas n'est évidemment pas un crime pour une personne en bonne santé, sans antécédents médicaux, et un corps en pleine forme n'a aucun mal à digérer une bière bue en bonne compagnie.

Déchiffrer du « marc de café »

Pin-pon, pin-pon. Dans la rue, sirène hurlante, nous n'avançons pas. Le passage est bloqué par un automobiliste qui prend tout son temps pour se garer, millimètre par millimètre. Mon collègue Thomas enfonce furieusement l'avertisseur pour signaler encore plus clairement notre désir d'enfin poursuivre notre route, mais le son du Klaxon disparaît dans le hululement de la sirène.

— Bonne idée, dis-je. S'il ne remarque pas la sirène qui lui hurle à la figure, le couinement du Klaxon va sûrement le réveiller…

Nous gloussons. Il peut sembler presque macabre de se permettre de telles blagues quand on roule vers une urgence, mais le comportement de certains usagers de la route à la vue d'une ambulance est souvent cocasse. Au cours de mes premiers voyages, je m'agaçais encore de voir des conducteurs nous voler la priorité ou accomplir des cascades effarantes, mais aujourd'hui, j'en ai pris mon parti : se stresser pour des choses pareilles, c'est mauvais pour le cœur.

Ah, enfin ! La voiture est garée, la voie est libre. Nous poursuivons à toute allure. Sur le tableau de bord, un petit écran nous donne l'adresse et de premières informations sur le patient : un homme de cinquante-cinq ans. Symptôme : saignements gastro-intestinaux avec vomissements. Quand on est secouriste, on s'intéresse en permanence au sang. Celui qu'on prélève au patient, celui qui n'accède pas à une région du corps en cas d'infarctus, ou celui qui, comme lors d'une hémorragie cérébrale, se trouve certes toujours dans le patient, mais au mauvais endroit.

Souvent, il s'agit aussi du sang en train de s'écouler d'un malade, lentement et par suintements, rapidement, au goutte-à-goutte ou encore à flots épais. Après tout, certains de nos vaisseaux sanguins sont plus larges qu'un stylo-bille. En cas de déchirure, ils peuvent asperger les environs d'un jet de sang long de plusieurs mètres. Si ce sang est rouge foncé, on peut en conclure qu'il s'agit d'une blessure artérielle, s'il est plutôt sombre, voire bleu, il provient en général d'une veine.

Lors d'une amputation accidentelle, l'origine d'une telle blessure est évidente : pas besoin d'avoir fait médecine pour en déterminer la source. Mais d'autres hémorragies ne sont pas si simples à localiser. C'est le cas par exemple de blessures du système digestif, dont les médecins nomment les conséquences « hémorragies gastro-intestinales ». Elles peuvent être très dangereuses.

Nous entrons dans un petit quartier d'immeubles en préfabriqué, l'adresse est vite trouvée. Nous nous garons, je descends et ouvre la portière coulissante de l'ambulance ; le sac à dos de secours m'attend, prêt à être épaulé. Lourdement chargés, nous grimpons l'escalier. Par précaution, j'enfile des gants, Thomas fait de même. Une fois en haut, un peu essoufflés, nous tombons nez à nez avec une femme qui nous attend à la porte de l'appartement.

— Bonjour, mon nom est von Borstel, voici mon collègue monsieur…

— Mon mari est dans la salle de bains, il vomit du sang ! m'interrompt-elle.

Elle est inquiète, naturellement.

— Je dégueule des flots de sang ! hurle une voix grave d'homme depuis l'intérieur de l'appartement.

Nous suivons la femme dans la salle de bains où son mari est agenouillé devant la baignoire, les mains appuyées sur le rebord ; le regard tourné vers le bas, il est pâle comme un linge. Des traînées de sang maculent les parois émaillées. Nous nous dirigeons vers lui et entamons la procédure standard de questionnement (PQRST) : P : Qu'est-ce qui a **P**rovoqué l'événement ? Q (**Q**ualité) : Comment la victime décrit la douleur ? R : Quelle **R**égion du corps est douloureuse ? S (**S**évérité) : Autoévaluation de la douleur. T : Depuis combien de **T**emps ? Vient ensuite le questionnement médical (MHTA) : M : La victime a-t-elle des **M**aladies connues ? H : A-t-elle été **H**ospitalisée récemment ? T : A-t-elle des **T**raitements médicaux en cours, a-t-elle consommé des médicaments récemment ? A : A-t-elle des **A**llergies connues ? Cette liste constitue une bonne base pour un entretien avec le patient. Elle permet d'obtenir rapidement une vue d'ensemble de la situation.

Tout en menant l'interrogatoire, Thomas prépare une perfusion ; de mon côté, je mesure la tension et le pouls et me fais une idée de l'état du patient. Les questions n'ont pas révélé d'anomalie particulière, si ce n'est un ulcère à l'estomac subi cinq ans auparavant et aujourd'hui considéré comme guéri. Malgré sa pâleur et sa basse tension, il donne l'impression d'être en bonne forme et d'avoir tous ses esprits. Pourtant, il est pris de temps en temps de nausées incontrôlables. Ce qui m'intrigue, toutefois, c'est qu'il n'y ait rien d'autre dans la baignoire que ces quelques traînées de sang.

— Où est-ce que les vomissements ont commencé ? demandé-je. Il faut que je voie ça.

— Vous y tenez vraiment ? me demande le patient avec un sourire en coin, le bord des lèvres encore rouge.

— Ce serait mieux, oui.

Sa femme me conduit dans la cuisine, où une petite flaque d'environ 15 cm de diamètre m'attend sur le sol. Du sang rouge foncé avec de petits grumeaux encore plus sombres, pour certains de la taille d'un haricot. Après m'être assuré qu'il ne s'agit pas vraiment de haricots, j'en ramasse quelques-uns. Du sang coagulé !

Je retourne dans la salle de bains. Entre-temps, mon collègue a mis en place un accès veineux ; la perfusion déploie son effet de stabilisation circulatoire. Le malade retrouve des couleurs et nous demande même s'il peut se relever, ce dont Thomas le dissuade. Le risque est trop grand qu'il retombe juste après s'être remis sur pieds.

Il nous faut prendre une décision. Devons-nous attendre le médecin urgentiste ou partir directement pour l'hôpital, sans lui ? Un transport sans accompagnement médical peut être risqué, mais l'attendre trop longtemps n'est pas non plus sans danger. Le médecin a encore besoin d'un moment. Si nous partons maintenant, nous rejoindrons l'ambulance en trois minutes et en mettrons quatre de plus à atteindre les urgences de l'hôpital le plus proche. Nous levons le camp.

Une fois sur place, une quinzaine de minutes suffisent pour effectuer la remise du patient au médecin de service aux urgences. L'intervention s'est passée comme sur des roulettes. Sur le chemin du retour, nous faisons une petite pause à la boulangerie, mais à peine avons-nous eu le temps de jeter un coup d'œil aux sandwiches proposés que notre alarme retentit de nouveau.

— On reviendra après, soupire Thomas.

Nouvelle urgence. Un homme de cinquante-trois ans, symptômes : saignements gastro-intestinaux avec vomissements. Est-ce un déjà-vu ? Le même appel ? Mais non, l'âge et l'adresse diffèrent. Gyrophare et sirène, nous voilà repartis. Heureusement, il n'y a presque plus de trafic dans les rues, et je me mets à ruminer : le nom et l'adresse du patient me semblent familiers.

— Tu n'as pas déjà entendu ce nom-là ? demandé-je à Thomas.

— J'y suis allé il n'y a pas très longtemps pour une intox multiple[1] avec convulsions, répond-il aussitôt.

Soudain, ça me revient : je suis moi aussi déjà venu ici, mais à cause d'une plaie à la tête – violence domestique et abus d'alcool. La police, alors également sur place, nous avait appelés.

---

1. Abréviation d'intoxication multiple, c'est-à-dire un empoisonnement avec plusieurs substances, par exemple plusieurs drogues différentes.

En tant que secouriste, on se rend à certaines adresses plus souvent qu'à d'autres. Un homme dans la cinquantaine y vit avec son épouse. Chez ces deux-là, on ne sait jamais à quoi s'attendre ; ils sont un peu le Kinder Surprise des urgences, mais sans chocolat ni joujou.

Dès que l'ambulance est garée, tout se déroule presque en mode automatique. Ouvrir la portière, attraper le sac à dos et l'oxygène, frapper à la porte de l'appartement. Ici aussi, c'est l'épouse qui nous accueille. Elle paraît bouleversée.

— Venez vite, mon mari est assis dans le salon et vomit du sang.

Mais quand nous arrivons dans la pièce, le malade n'est déjà plus assis : il s'est effondré par terre devant son fauteuil, le visage tourné vers le tapis. Derrière lui, son siège ; à côté, un seau renversé dont s'écoule une flaque de sang, fluide et sans grumeaux.

Le patient a perdu connaissance et ne respire plus. Nous entamons aussitôt les mesures de réanimation : libérer ses voies respiratoires à l'aspirateur, intuber et commencer le massage cardiaque. Nous faisons tout notre possible, lui administrons de l'adrénaline et de l'atropine, mais en vain. L'urgentiste arrive au bout de quelques minutes, et nous poursuivons ensemble. Mais malgré tous nos efforts, l'homme ne revient pas à lui. Finalement, le médecin ne peut que constater le décès.

Il semble étrange que ces deux cas d'apparence tellement similaire se soient terminés de manière si opposée. Les deux patients ont vomi du sang, mais son origine était très différente d'un cas à l'autre. C'est là un problème fondamental : dans une situation d'urgence, face à un patient qui vomit du sang, on ignore d'abord complètement d'où vient celui-ci. Évidemment, il s'écoule de la bouche, mais on ne sait jamais à quel endroit du corps se trouve la fuite.

Le plus probable est que le sang vienne de l'estomac, de l'intestin ou de l'œsophage, mais il pourrait aussi avoir coulé des muqueuses nasales jusque dans l'estomac en passant par le pharynx. L'origine du sang vomi est cruciale pour établir l'urgence du traitement et déterminer la suite exacte à donner à l'intervention. Il faut donc la découvrir le plus rapidement possible.

Pour ce faire, on observe la constitution du sang régurgité. Dans notre premier cas, il était plein de grumeaux, dans le second, non. Cela n'est pas dénué d'importance, car le sang contient des protéines qui peuvent s'agglutiner dans certaines conditions – par exemple quand elles restent longtemps en contact avec des sucs gastriques. C'est par exemple ce qui se produit lors d'un ulcère à l'estomac, dont la cause la plus fréquente est une invasion des muqueuses gastriques par la bactérie *Helicobacter pylori*. Ce germe microscopique provoque une inflammation des muqueuses, qui deviennent alors incapables de protéger la paroi de l'estomac contre son propre acide. Des blessures se forment, et du sang s'en écoule jusque dans l'estomac.

L'expérience nous montre que certains patients souffrent régulièrement d'ulcères à l'estomac, c'est-à-dire que le risque de rechute ou, pour employer le terme médical, de récidive, est chez eux particulièrement élevé. Cela peut être dû à une prédisposition génétique particulière, mais aussi au tabagisme, à la consommation d'alcool et à certains médicaments. Une personne absorbant régulièrement de l'aspirine pendant une longue période a ainsi un risque quatre fois plus élevé de développer un ulcère.

Lorsque le sang issu de l'ulcère entre en contact avec le suc gastrique, il prend une consistance caractéristique, comparable à celle du marc de café, avant d'être vomi – comme pour notre premier cas, dont le diagnostic établi à l'hôpital a effectivement confirmé un nouvel ulcère à l'estomac.

Dans le second cas, la consommation de drogue et surtout l'abus d'alcool dominaient le quotidien du patient. L'ensemble du corps, et notamment le foie, souffre gravement d'un tel style de vie. La consommation régulière d'alcool peut en effet considérablement endommager cet organe, conduisant au pire à une cirrhose. Les cellules du foie sont alors détruites les unes après les autres et remplacées par du tissu conjonctif, ce qui donne à l'organe une structure compacte et noueuse. Cela peut certes être provoqué par une inflammation due à un virus, mais dans les pays industrialisés modernes, environ la moitié des cirrhoses sont dues à l'alcool. Ce durcissement des tissus entrave de plus en plus le flux sanguin traversant cet organe, de sorte que le sang finit par s'accumuler dans la veine porte qui, en temps normal, récupère le sang nourrissant venant de l'intestin et le transporte vers le foie. Cela continue à fonctionner jusqu'à ce que des connexions appelées anastomoses se forment entre la veine porte et la veine cave supérieure ; le sang y coule alors directement, sans plus passer par le foie, pour rejoindre le cœur.

Ces anastomoses se forment ensuite à plusieurs endroits, notamment autour de l'œsophage ; à cause de la pression élevée, elles ne cessent de se dilater pour finalement entraîner l'apparition de grosses varices (les varices œsophagiennes). Malheureusement, celles-ci peuvent éclater, déversant dans l'œsophage un flux de sang qui coule ensuite jusqu'à l'estomac, d'où il est bientôt rejeté sous la forme de flots de vomi. C'est ainsi qu'un saignement venant à première vue de l'estomac peut parfaitement être dû à un foie endommagé par l'alcool.

Lire par terre ce « marc de café », ou plus exactement examiner la structure du vomi et le mode de vie de chacun des deux patients, m'a donc permis de découvrir un indice déterminant sur l'origine du sang. Il est difficile de dire si, dans le premier cas, l'alcool a joué un rôle dans la formation de l'ulcère. Dans le second, en revanche, l'hémorragie mortelle a certainement été une conséquence directe de l'abus d'alcool et d'autres drogues, des années durant.

Évidemment, on prend plaisir à la consommation d'alcool, de cigarettes et de tout ce qui nous rend dépendants. Et le plaisir, c'est bon pour le cœur ! Mais il faut apprendre à reconnaître le moment auquel on commence à se porter tort à soi-même. On pourrait abandonner la bière du soir après le travail, commander un verre de moins au bar, et renoncer à la clope. De toute façon, depuis que les cow-boys Marlboro sont tous morts de problèmes cardiaques, de cancer du poumon et d'autres maladies liées au tabagisme, fumer n'est plus cool du tout.

EMBOUTEILLAGE CARDIAQUE

Tout sur la maladie cardiaque coronarienne,
l'athérosclérose et l'insuffisance cardiaque

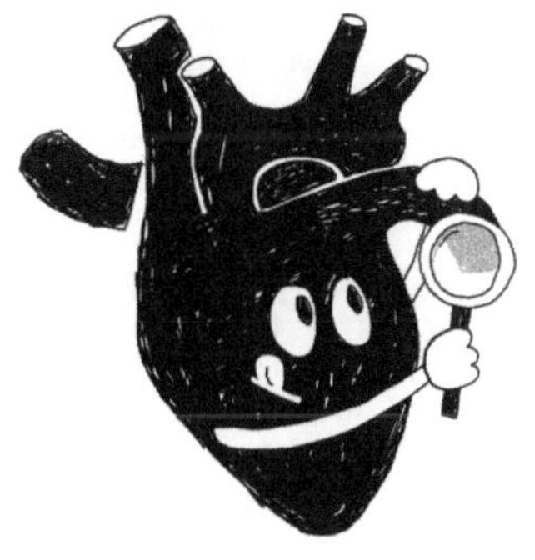

Blocage complet

Que cela nous plaise ou non, le temps passe et nous vieillissons. Ce processus est tout simplement impossible à arrêter. On le remarque d'abord sur la peau : avec l'âge, son élasticité diminue terriblement, des rides apparaissent et sa surface n'est plus lisse. Mais ce que l'on ne voit pas, c'est que la même chose se produit également en dessous – comme si le vieillissement de surface n'était pas suffisamment tragique. C'est ainsi que notre autoroute vasculaire, entre autres, perd elle aussi peu à peu son tonus et devient plus poreuse. Comme pour une autoroute classique, cela est dû aux sollicitations quotidiennes qu'elle subit ; toutefois, ce ne sont pas les quarante-tonnes qui entraînent progressivement pannes et calcification de nos vaisseaux sanguins, mais une nourriture déséquilibrée, le tabagisme, l'alcool et le manque de sport.

L'analogie ne s'arrête pas là. En effet, comme lors d'un bouchon sur l'autoroute, de véritables embouteillages apparaissent dans nos vaisseaux à cause de l'athérosclérose ; ils mettent en général des années, voire des décennies, à se développer. Leurs conséquences les plus graves, parfois définitives, sont l'infarctus classique ou la mort subite cardiaque.

Lorsque graisse et plaque s'accumulent dans les parois vasculaires des artères coronaires, sans toutefois les boucher complètement comme lors d'un infarctus, les voies d'approvisionnement du myocarde deviennent plus rigides et plus étroites. Cela continue pourtant à fonctionner tant bien que mal, mais seulement jusqu'au jour où le muscle cardiaque reçoit une trop faible quantité de sang oxygéné au moment où il est sollicité. Apparaît alors une maladie coronarienne plus ou moins perceptible.

Une des conséquences les plus fréquentes est ce qu'on appelle la sténocardie, ou angine de poitrine, qui survient en général sous forme d'attaque. La victime a alors brusquement l'impression d'avoir autour de la poitrine une courroie qui se resserre de plus en plus étroitement; elle n'arrive presque plus à respirer et se retrouve prise de panique. C'est compréhensible: tout semble indiquer une crise cardiaque. Pourtant, le malaise et les symptômes diminuent rapidement, et tout redevient normal. Pas question pour autant de se sentir rassuré: une telle attaque d'*angina pectoris* est un signal d'alerte très clair indiquant que les vaisseaux coronaires sont déjà lourdement endommagés.

Malheureusement, il est pratiquement impossible de traiter l'athérosclérose de manière étiologique, et elle ne se résorbe pas non plus d'elle-même. Au contraire: en général, les « quarante-tonnes » de notre mode de vie, tels que le tabac et une nourriture déséquilibrée, entraînent une calcification et une obturation toujours plus importantes des vaisseaux sanguins. Une fois que ce processus est en marche, et s'il n'est pas stoppé par des modifications substantielles de nos habitudes, l'apparition d'un syndrome coronarien aigu n'est plus qu'une question de temps. Cette expression désigne les maladies cardiovasculaires dans leur ensemble ainsi que leurs symptômes, causés par l'étrécissement ou l'occlusion d'un vaisseau sanguin. Il s'agit notamment de l'angine (ou *angor*) instable et de l'infarctus du myocarde, mais l'arythmie, l'insuffisance cardiaque et la mort subite cardiaque peuvent elles aussi être liées au syndrome coronarien aigu.

Même s'il n'existe pas de déclencheur clairement déterminé de la maladie coronarienne, plusieurs facteurs aggravent le risque d'en être victime ; un certain nombre d'entre eux peuvent être combattus, par exemple par le traitement du diabète, de l'hypertension ou encore d'une teneur trop élevée en lipides sanguins. Le tabagisme et le manque d'exercice ont eux aussi un effet fatal.

En plus d'un infarctus, l'athérosclérose peut entraîner un AVC, voire une forme de démence[1] augmentant avec l'âge et dite vasculaire, c'est-à-dire causée par les modifications des vaisseaux. À part les nombreux avantages du grand âge (on jouit d'une sagesse infinie, on a le droit de passer ses journées à regarder par la fenêtre, de flemmarder sur des paquebots de croisière plutôt qu'au bureau, et de prendre une éternité pour aller décrocher le téléphone), le cœur nous réserve à cette étape de la vie quelques surprises désagréables.

1. Maladie vasculaire du cerveau.

À l'étroit

Mesdames et messieurs, permettez-moi de faire les présentations ! Voici le fléau de l'humanité : l'athérosclérose, ou calcification des vaisseaux sanguins. Nous allons l'observer une fois de plus très en détail, car la majorité des êtres humains ne seront terrassés ni par une bactérie perverse, ni par un virus sournois, ni par une arme biochimique, ni même par une chanson de Céline Dion, mais tout simplement par le rétrécissement progressif de leurs vaisseaux sanguins. Il n'existe guère de maladie plus répandue.

Le côté retors de cette affaire, c'est que le problème s'installe progressivement au cours des décennies, lentement et sans qu'on ne s'aperçoive de rien, pour ne laisser ses symptômes éclater au grand jour qu'une fois la situation devenue très critique. En effet, dès l'âge de vingt-cinq ans, la plaque et le gras commencent à se déposer dans nos parois vasculaires ; cela se poursuit tout au long de la vie jusqu'à ce que surgissent des ennuis révélateurs, comme l'angine de poitrine déjà évoquée.

Il y a quelque temps, l'institut de cardiologie de Québec a publié en coopération avec l'université Laval une étude regroupant 168 participants masculins et féminins âgés de dix-huit à trente-cinq ans, dont absolument aucun ne présentait le moindre facteur de risque de maladie cardiaque ou vasculaire. À l'aide d'un appareil d'imagerie par résonance magnétique (IRM), les scientifiques ont recherché des dépôts de graisse dans la cage thoracique et l'abdomen de chaque personne test et contrôlé l'état de leur veine jugulaire, puisqu'un début d'athérosclérose est détectable particulièrement tôt à cet endroit.

Et quelle ne fut pas leur surprise : même des personnes jeunes et apparemment pleines de vitalité étaient déjà lourdement touchées par l'athérosclérose. Me voici donc obligé de décevoir tous ceux qui croyaient jusqu'ici ne pas avoir à s'inquiéter pour leurs vaisseaux durant le premier tiers de leur vie.

Pourquoi notre corps, après s'être parfaitement adapté à de nouvelles conditions de vie durant des centaines de milliers d'années d'évolution, ne peut-il pas se défendre contre cette maladie ? C'est assez simple à comprendre. L'athérosclérose est une affection qui n'est devenue vraiment significative pour nous qu'au cours du siècle dernier. La forte augmentation de notre espérance de vie, due aux progrès effectués par la médecine au cours des dernières décennies, en est une des causes majeures. En moyenne, la mort survient aujourd'hui bien plus tard qu'au cours des siècles passés ; durant toutes ces années supplémentaires, l'athérosclérose a le loisir de se développer et de s'aggraver.

Au Moyen Âge, l'espérance de vie était d'environ trente ans. Évidemment, avec cette durée de vie relativement courte, les épidémies et ce qu'on appelle aujourd'hui les « maladies enfantines » emportaient bien plus de monde que les problèmes cardiovasculaires.

Par ailleurs, le mode de vie et les habitudes nutritionnelles modernes contribuent bien davantage à la formation d'athérosclérose que ce n'était le cas il y a six cents ans. Aujourd'hui, notre nourriture est bien plus riche en sucre et en graisse (on le sait, le sucre superflu du métabolisme est transformé en graisse), entraînant le dépôt d'une grande partie de cette graisse dans les parois internes de nos vaisseaux sanguins.

Plusieurs théories existent sur la manière dont l'athérosclérose se répand dans notre corps. En 1976, le pathologiste américain Russell Ross formula son hypothèse « Response to Injury », que l'on peut expliquer en employant l'image d'un château médiéval assailli.

Imaginez que votre corps soit une forteresse comportant de nombreuses pièces dans lesquelles est stockée la graisse venue de la malbouffe, et que votre paroi vasculaire interne soit le mur d'enceinte de cette forteresse. Des cavaliers ennemis, les bactéries et les virus, tentent inlassablement de prendre notre belle forteresse corporelle. Bien qu'ils ne s'intéressent pas à la graisse, ils ne cessent de vandaliser tout ce qu'ils trouvent, notamment l'enceinte du château. Finalement, ils saccagent tout le bâtiment. C'est exactement de cette manière que les substances toxiques des virus ou des bactéries détruisent la paroi vasculaire interne. Et c'est avec une blessure de ce type que débute, selon l'hypothèse « Response to Injury », chaque athérosclérose.

Comment détruire un mur pendant un siège ? Avec un bélier ! Il permet de fissurer l'enceinte encore plus rapidement. Il en va de même pour nos parois vasculaires sanguines, sauf qu'ici, ce ne sont pas des béliers qui les endommagent, mais l'effort mécanique et l'hypertension. Si une partie du mur menace de s'effondrer ou s'est déjà écroulée, les habitants de la forteresse doivent évidemment réagir. Des messagers courent aussitôt annoncer dans tout le château la calamité imminente.

Dans notre corps, ces messagers sont les facteurs de croissance et les cytokines[1]. Ils font en sorte que les habitants de la forteresse les plus résistants, les cellules musculaires vasculaires, prolifèrent dans la couche moyenne (*media*) de la paroi des vaisseaux et se déplacent jusqu'à sa couche interne (*intima*). Sur leurs talons, des habitants extrêmement utiles de la forteresse : les macrophages. Attirés par les « dégâts muraux », c'est-à-dire la blessure de la paroi vasculaire interne, ils se jettent avec avidité sur les dépôts de graisse et commencent à les « dévorer ». Les cellules musculaires vasculaires absorbent elles aussi cette graisse.

Comme c'est le cas pour un amateur de menus fast-food bien gras, cette gloutonnerie permanente modifie l'apparence des macrophages et des cellules musculaires vasculaires chargés de graisse. Et quand quelqu'un change d'aspect, il se retrouve souvent affublé d'un surnom. (Récemment, un copain m'a rebaptisé « gros lard bouffe-tout » en constatant que j'avais pris quelques kilos depuis notre rencontre précédente. Pas très gentil, mais plutôt marrant.)

La science n'a pas été aussi cruelle avec les macrophages et les cellules musculaires vasculaires engraissées.

---

1. Protéines qui influencent le développement et la croissance des cellules.

Au lieu de les renommer gros lard bouffe-tout, on les a simplement appelés cellules spumeuses. En les observant au microscope, on comprend pourquoi : après un tel festin, leur intérieur semble entièrement bourré d'une mousse grossière.

Jusqu'à ce point, l'athérosclérose peut encore se résorber. On l'a par exemple constaté chez des malades pratiquant un sport d'endurance. Cette activité a entraîné une baisse significative du niveau de cholestérol et surtout une forte amélioration du rapport entre le « bon » et le « mauvais » cholestérol. Mais une fois que les cellules spumeuses se sont formées, le processus fatal est hélas pratiquement irréversible.

C'est probablement dû au fait que la prolifération et le déplacement des cellules musculaires vasculaires, ainsi que la formation des cellules spumeuses, provoquent à long terme des modifications vasculaires caractéristiques de l'athérosclérose : les plaques. Mais le premier déclencheur, d'après l'hypothèse « Response to Injury », est toujours une blessure de la paroi vasculaire interne.

Le chercheur américain et lauréat du prix Nobel de médecine Joseph Leonard Goldstein a formulé en 1983 une autre théorie quant à l'apparition de l'athérosclérose. Il fut le premier à évoquer le fait que les macrophages absorbent une protéine modifiée chimiquement, les LDL oxydées[1], avant de se transformer en cellules spumeuses. Selon son hypothèse « Lipoprotein-Induced-Atherosclerosis » (« athérosclérose induite par les lipoprotéines »), la maladie commence avec la modi-

1. LDL : Low Density Lipoprotein, c'est-à-dire une lipoprotéine de basse densité ; vous en découvrirez davantage sur le sujet à partir de la p. 132.

fication des LDL, et la blessure de la paroi vasculaire n'intervient qu'ensuite. Mais Goldstein et Ross sont d'accord sur un point: ils partent tous deux du principe que ce sont les cellules spumeuses qui déclenchent au bout du compte une forte réaction inflammatoire.

Toute inflammation est en fait une mesure défensive très judicieuse, grâce à laquelle notre corps se protège d'intrus tels que les agents pathogènes. Si on se blesse au genou, il est tout à fait normal que l'endroit en question enfle, devienne douloureux, chaud et rouge – on appelle cela les « symptômes cardinaux d'une inflammation aiguë ». En effet, dès l'apparition d'une blessure, notre corps augmente l'irrigation sanguine afin que les cellules de notre système immunitaire arrivent le plus vite possible sur place pour combattre les agents pathogènes et refermer la plaie. C'est cet afflux de sang qui rend les abords de la blessure chauds et rouges.

La douleur est elle aussi utile: elle nous incite à ménager et à moins remuer l'endroit irrité. En cas de blessure au genou, une inflammation est donc une excellente chose, mais dans les vaisseaux sanguins, elle déclenche immanquablement la formation de ces damnées plaques.

En s'étendant et s'enfonçant plus profondément dans la paroi vasculaire, l'inflammation favorise une modification insidieuse du tissu. Apparaissent alors dans la paroi vasculaire des structures conjonctives, des sortes de bouchons. Un tel bouchon peut éclater et entraîner la formation de caillots sanguins, les thrombi (pluriel du singulier latin « thrombus »). Dans le meilleur des cas, le thrombus referme le vaisseau à l'endroit de son apparition, dans le pire, il est emporté par le flux sanguin et finit par obturer un vaisseau ailleurs. S'il s'agit d'une artère coronaire, on parle alors d'infarctus, si c'est une artère cérébrale, cela provoque un AVC, et si le thrombus bloque un vaisseau dans les poumons, une embolie pulmonaire est diagnostiquée. Ce sont là les pires manifestations de la présence d'athérosclérose, qui se manifestent brusquement au terme d'une très longue croissance.

La restructuration conjonctive rend l'artère poreuse, des particules de calcaire se déposent, et la paroi vasculaire devient non seulement plus épaisse, mais aussi nettement plus rigide. Voilà pourquoi on qualifie l'athérosclérose de calcification vasculaire, bien que cela ne décrive qu'une petite partie de ce qui se déroule alors dans nos vaisseaux. « Calcification artérielle » est tout simplement plus facile à retenir que « LDL-formation cellulaire spameuse-éclatement de bouchons-obturation vasculaire[1] ». Quel que soit le nom que l'on donne à cette grave maladie, il est important de savoir qu'elle risque non seulement de provoquer un infarctus du myocarde, un AVC ou une embolie pulmonaire, mais aussi d'entraîner des problèmes cardiaques moins dramatiques tels que des perturbations de la tension, de l'arythmie, une faiblesse cardiaque générale, et surtout le syndrome coronarien aigu.

---

1. Et même cet acrobatique néologisme est loin de regrouper tout ce qui se produit à cause de l'athérosclérose.

Le cœur gros

Cause de la mort : défaillance cardiaque. Cette mention figure sur bien des certificats de décès. Mais quel est son sens exact ? « Défaillance cardiaque » est finalement un terme plutôt vague, que l'on emploie lorsqu'on ignore la raison précise de l'arrêt du cœur. Les médecins parlent alors d'une insuffisance cardiaque (aiguë), une des causes d'hospitalisation les plus courantes. Elle est fréquemment liée à d'autres maladies, et généralement la conséquence d'une maladie coronarienne. Elle survient particulièrement souvent chez les diabétiques de type 2.

Touchée par cette insuffisance, notre « pompe » n'est plus aussi forte ni performante que celle d'une personne en bonne santé, et ne parvient pas à fournir au corps une quantité suffisante d'oxygène et de sang. Dans la plupart des cas, cela est dû à l'athérosclérose : les artères coronaires deviennent si étroites que le myocarde subit des carences. L'hypertension est un autre déclencheur d'insuffisance : quand la tension augmente, la résistance dans les artères devient trop importante, et le cœur doit travailler beaucoup plus dur qu'en temps normal ; il s'épuise donc littéralement.

À long terme, on en ressent les conséquences : notre organe central d'alimentation sanguine s'affaiblit de plus en plus, comme lorsqu'on travaille trop et qu'on succombe à un burn-out. Les personnes âgées de soixante-dix à quatre-vingts ans sont particulièrement touchées par l'insuffisance cardiaque, et les hommes le sont plus tôt et plus souvent que les femmes.

Par ailleurs, une fréquence cardiaque trop élevée ou trop basse, une arythmie, une valvulopathie cardiaque ou encore ce qu'on appelle une tamponnade cardiaque (c'est-à-dire la compression du cœur accompagnée d'une limitation de ses fonctions, par exemple à cause d'une hémorragie dans le péricarde) peuvent conduire à long terme à l'insuffisance cardiaque aiguë. Enfin, elle peut aussi découler d'une inflammation du muscle cardiaque, d'une embolie pulmonaire ou d'un infarctus auquel le patient a survécu. Ouf ! Voilà une sacrée liste de maladies capables de restreindre massivement les performances de notre palpitant. Pourtant, cette énumération ne s'arrête pas là : il existe encore d'autres facteurs possibles d'affaiblissement de la résistance du cœur.

L'une d'elles est l'anémie, une « pauvreté » du sang : quand trop peu de globules rouges circulent dans les vaisseaux, la quantité d'oxygène transportée est insuffisante. Le cœur doit travailler plus dur pour compenser cette déficience. Pour le soutenir, le corps diffuse deux hormones, l'adrénaline et la noradrénaline, qui augmentent la puissance du cœur ; d'autre part, le système rénine-angiotensine-aldostérone (SRAA), un régulateur endocrinien et enzymatique capable d'influer sur la tension artérielle[1], fait lui aussi en sorte que le volume de sang augmente et que la tension monte dans les vaisseaux. Toutes ces réactions ont avant tout l'objectif de maintenir une irrigation suffisante des organes, mais au bout d'un certain temps, elles abîment le cœur plus qu'elles ne lui rendent service. Enfin, le muscle cardiaque, pour augmenter ses performances de pompage, devient lui-même de plus en plus gros.

En effet, comme n'importe quel muscle, il grossit quand on le sollicite beaucoup. Chez les fanas de sports d'endurance, dont les muscles utilisent beaucoup d'oxygène, c'est tout à fait normal, et d'abord sans danger. Il en va tout autrement dans le cas où ce grossissement du cœur constitue une réaction à des changements pathologiques. Quand la tension à l'intérieur du cœur est trop élevée, celui-ci s'élargit et devient de plus en plus gros – notre cœur se change en Hulk!

À cause de cette transformation, il a lui-même besoin de davantage d'oxygène et gonfle encore plus – un cercle vicieux fatal. De plus, cette croissance exagérée entraîne la formation de tissu conjonctif, ce qu'on appelle une fibrose. L'effet est le même que celui d'autres modifications organiques liées au tissu conjonctif, comme la cirrhose du foie déjà évoquée: l'organe fonctionne de moins en moins bien.

Enfin, une hyperthyroïdie peut elle aussi causer à long terme une insuffisance cardiaque, car les hormones de la thyroïde, cette petite glande située dans le cou, stimulent le cœur, le faisant battre plus vite (en cas

1. Vous en apprendrez davantage à ce sujet p. 258, chapitre « Une bouteille à moitié pleine… ».

d'un rythme supérieur à 100 battements par minute, les médecins parlent de « tachycardie »).

Une insuffisance cardiaque est fondamentalement constituée de deux éléments : la partie systolique (la systole est la contraction d'une cavité cardiaque) et la partie diastolique (la diastole est le relâchement qui suit cette contraction). En cas d'insuffisance systolique, la capacité de pompage du cœur, et plus exactement du ventricule gauche, est réduite ; avec l'insuffisance diastolique, ce ventricule ne se remplit plus suffisamment de sang. Dans les deux cas, le cœur affaibli ne projette pas assez de sang dans la circulation systémique. Conséquence : une sous-alimentation de tout le corps en nutriments et en oxygène.

De même qu'on divise le cœur en une moitié droite et une moitié gauche dotées de fonctions différentes, on le fait aussi pour l'insuffisance cardiaque. Si celle-ci touche principalement la musculature du ventricule et de l'atrium droits, dont la tâche est d'envoyer un sang chargé de dioxyde de carbone vers les poumons pour qu'il y soit rechargé en oxygène, on parle d'une insuffisance cardiaque droite. Quand la moitié droite du cœur n'achemine plus correctement le sang venant du corps, il se produit un engorgement veineux. Cette partie du cœur se met alors à travailler plus dur pour pomper davantage de sang vers les poumons, ce qui entraîne un épaississement de sa paroi ventriculaire. Pourtant, malgré ces efforts désespérés, la force du cœur finit un jour par ne plus suffire. On peut alors tâter sur le cou les veines engorgées, et parfois même les voir. Comme pour Hulk – sauf que nous ne virons pas au vert. Par ailleurs, une rétention d'eau survient dans les jambes et le ventre.

L'insuffisance cardiaque droite est une maladie du cœur plutôt « conviviale », mais du coup un très mauvais invité : elle vient rarement seule, amenant avec elle quelques amis sans les annoncer. Et ceux-ci, malheureusement, ont de très mauvaises manières. Généralement, l'insuffisance droite accompagne ou suit une capacité de pompage amoindrie de la moitié gauche du cœur. Celle-ci recueille normalement le sang riche en oxygène venu des poumons pour l'acheminer dans la circulation systémique. En cas de défaillance de sa force de pompage, un engorgement sanguin se produit aussi, mais cette fois-ci dans les poumons. On parle dans ce cas de congestion pulmonaire.

À cause de l'élévation de la pression survenant alors dans les vaisseaux pulmonaires, du liquide est projeté à l'intérieur de notre organe respiratoire. Résultat : lentement mais sûrement, les poumons sont inondés[1]. Le malade a non seulement de plus en plus de mal à respirer, mais il se met aussi à tousser violemment pour expulser ce liquide mousseux. Les bruits respiratoires qui entrecoupent ces quintes de toux sont cliquetants, voire gargouillants.

Les faiblesses cardiaques droite et gauche sont réunies sous l'appellation générale d'« insuffisance cardiaque globale ». Quand celle-ci, souvent lorsqu'il s'agit d'une complication d'une autre maladie, empire en quelques heures ou quelques jours, on dit qu'elle est aiguë. En revanche, si les performances cardiaques s'altèrent progressivement au cours de plusieurs mois, voire de plusieurs années, on parle d'une insuffisance cardiaque chronique.

1. On appelle cela un œdème pulmonaire.

La New York Heart Association a publié une classification à quatre degrés du niveau de gravité de l'insuffisance cardiaque. Au stade I, aucun symptôme physique n'est perceptible au repos ou au cours d'activités quotidiennes. Le stade II est caractérisé par de légères restrictions de la résistance corporelle, et lorsque la limite d'endurance face aux tâches quotidiennes les plus communes diminue, que de l'arythmie, des difficultés respiratoires ou une angine de poitrine surviennent, on en est au stade III. Cette classification aboutit au stade IV, auquel le patient se retrouve pratiquement immobilisé et donc incapable d'accomplir sans aide de simples activités.

Le traitement dépend du niveau de gravité de l'insuffisance cardiaque. Évidemment, on peut améliorer la qualité de vie avec des hypotenseurs et des médicaments de drainage. Mais prendre des comprimés n'a de sens pour le malade que s'il adapte aussi son mode de vie à son état, notamment en cessant de fumer et en buvant moins, ou plus du tout, d'alcool.

Une alimentation pauvre en sel facilite elle aussi le travail du cœur, car dans le corps, le sel a un effet liant sur les liquides ; cela augmente la quantité de sang, ce qui oblige le cœur à travailler plus. Ça ne signifie pourtant pas que le malade n'ait plus le droit de rien boire, au contraire : sauf avis contraire de son médecin, il devrait absorber au minimum 2 litres d'eau par jour. S'il veille aussi à adopter une nourriture bonne pour le cœur et s'efforce de perdre quelques kilos, il sera tout à fait en mesure de mener une vie agréable malgré son insuffisance cardiaque.

Je suis conscient qu'il est difficile, au début, de modifier ses habitudes alimentaires et par-dessus le marché de perdre du poids. Ce sont là deux projets franchement peu enthousiasmants. Mais une fois le premier pas accompli, le reste vient souvent tout seul. La première étape sur la voie de l'adaptation alimentaire pourrait être de « réorganiser » littéralement sa nourriture. Je suis sérieux.

Un ami m'a récemment raconté avoir réorganisé sa nourriture : il a disposé sa tablette de chocolat non plus à droite, mais à gauche de son clavier d'ordinateur. L'idée n'est pas mauvaise, mais sans doute pas vraiment efficace. Toutefois, pourquoi ne pas « réorganiser » littéralement son alimentation en allant ranger sa réserve de sucreries au grenier ou à la cave ? Le danger de les grignoter par pur ennui diminuerait nettement, et cela constituerait certainement une première mesure efficace. (Le même ami m'envoya peu après un message m'annonçant qu'il venait en plus de brûler 800 calories – avec en pièce jointe la photo d'une pizza calcinée. Gros malin !)

RIPAILLER À CŒUR JOIE

Tout sur le rapport entre alimentation et santé cardiaque

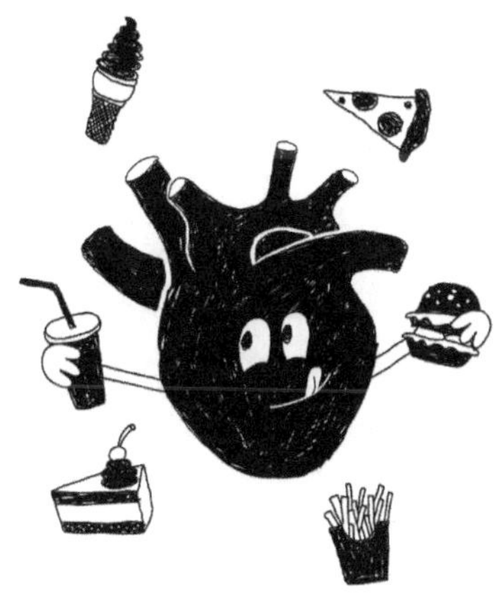

Le cœur au régime

La voici étendue devant moi dans toute sa splendeur tentatrice. L'air est lourd de son parfum, si envoûtant que j'ai du mal à me contrôler. Sa silhouette toute en longueur me coupe le souffle, sa peau rayonne. C'est une briseuse de cœurs qui s'étire sous mes yeux, nue et brûlante. Et en plus, elle n'est pas chère. Quatre euros, pour être précis.

Mais ma conscience reprend le dessus : « Johannes ! Non ! Elle ne te fera que du mal ! Oublie-la ! » Super, merci bien. Ma conscience est vraiment rabat-joie. À chaque fois que je passe à côté d'une baraque à saucisses, le drame se répète dans ma tête. Pourtant, j'adore manger une bonne Currywurst. Malheureusement, cette friandise, comme tant d'autres choses délicieuses et divertissantes, est très mauvaise pour la santé.

Sous nos latitudes, la variété de nourriture disponible est infinie, et avec elle le risque de se goinfrer de plats malsains. Mais comment tout garder à l'esprit ? Comment savoir à quel moment manger quoi et déterminer les occasions auxquelles on peut s'accorder une exception à ces stricts principes nutritionnels ?

Bien que les soins médicaux ne cessent de s'améliorer, le nombre de maladies cardiovasculaires augmente en permanence dans nos contrées. C'est un phénomène propre à la société d'abondance, le plus souvent lié à une alimentation inadaptée ou trop riche qui certes nous rassasie mais, à long terme, nous rend aussi malades. Les méthodes de conservation éliminent de nombreux composants et, à cause de la chimie alimentaire, notre nourriture ne contient plus suffisamment de vitamines et de nutriments. Cela resterait supportable si notre appareil cardiovasculaire ne souffrait pas cruellement de cette nourriture de moindre qualité.

Les plats préparés et les fast-foods sont particulièrement problématiques, et malheureusement très appréciés. Qui, de nos jours, a encore l'envie et le temps de faire la cuisine ? Après une journée de travail épuisante, ou pendant une pause déjeuner trop brève, la saucisse grillée de la baraque à frites est bien plus alléchante, et surtout bien plus pratique, que la perspective d'aller se mettre soi-même aux fourneaux. Pourtant, se nourrir de manière équilibrée et bonne pour le cœur n'est pas si chronophage, et peut même se révéler très agréable.

Le premier pas dans cette direction est celui de la bonne graisse. Nombre d'entre nous pensent que la graisse en soi est mauvaise pour la santé. Ce n'est pourtant pas toujours le cas. Il existe plusieurs qualités de graisse, des « bonnes », par exemple celles que l'on trouve dans l'huile de lin, aux très « mauvaises », comme les graisses hydrogénées (ou acides gras saturés) de la margarine, de la noix de coco ou de l'huile de palme. Malheureusement, des graisses néfastes de ce type se trouvent dans la plupart des plats préparés. Elles jouent un rôle déterminant dans l'aggravation des inflammations, faisant ainsi beaucoup de mal à l'appareil cardiovasculaire. Jetons-nous donc sur les bonnes graisses pour maintenir notre cœur en pleine forme !

Mais qu'est-ce qui différencie exactement les bonnes graisses des mauvaises ? Il existe des acides gras saturés et insaturés, à la structure chimique distincte. Les acides gras saturés se cachent principalement dans les produits d'origine animale comme le beurre, la crème ou le bacon. L'eau vous monte à la bouche ? Désolé, ces graisses sont connues pour élever le niveau de cholestérol sanguin. La viande maigre, au contraire, est particulièrement pauvre en acides gras saturés, et notamment le poulet et la dinde, mais aussi le poisson et les fruits de mer – coquillages et crustacés...

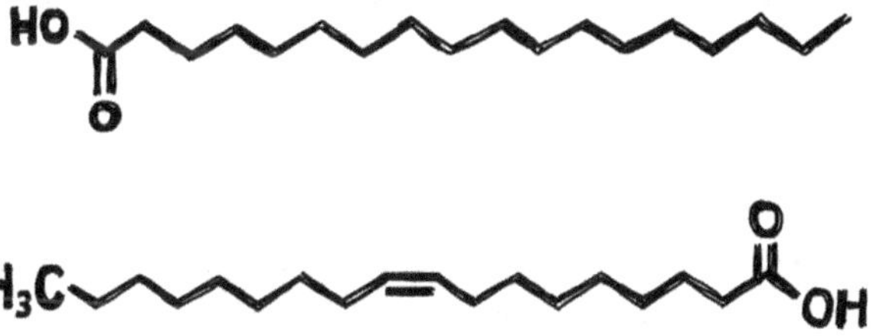

HO

O

O

H_3C

OH

L'acide ***stéarique*** *(en haut) est un acide gras saturé et n'a pas de double liaison. L'acide* ***oléique*** *(en bas) est au contraire un acide gras monoinsaturé et a une double liaison carbone-carbone.*

L'Association allemande de nutrition (Deutsche Gesellschaft für Ernährung) a publié en 2007 une étude déterminant l'influence positive ou négative de chaque type d'acides gras sur l'appareil cardiovasculaire. Selon ces recherches, le risque de subir une maladie coronaire diminue de 19 % lorsqu'on remplace les acides gras saturés par des acides gras polyinsaturés[1], au mieux par des acides gras insaturés oméga-3 et oméga-6[2]. Cependant, plus on observe la question en détail, plus elle devient confuse. Alors que certaines études prétendent que les acides gras oméga-3 et oméga-6 réduiraient de manière générale le risque de maladies cardiaques, d'autres recommandent de renoncer complètement aux oméga-6 en cas de problèmes de cœur. Qui écouter, qui croire ?

Une chose est certaine : on attribue aux acides gras oméga-3 plusieurs effets positifs. Des études ont clairement démontré qu'ils augmentent l'élasticité de la peau et des cheveux, renforcent notre système immunitaire et aident à combattre les inflammations nocives. Mais surtout, ils protègent notre cœur, car ils ont non seulement une influence positive sur les taux de lipides du sang, mais aussi sur sa tension dans les vaisseaux et sur sa teneur en sucre.

À l'inverse, les acides gras oméga-6 atténueraient l'effet positif de leurs collègues oméga-3. Les résultats d'études sur ce sujet sont toutefois tellement contradictoires qu'ils sont à considérer avec précaution. Comme souvent dans ce genre de débat, la vérité se trouve probablement quelque part à mi-chemin des extrêmes. Le tout, c'est de trouver le juste milieu.

1. Pour les passionnés de chimie : leurs chaînes hydrocarbonées contiennent de nombreuses doubles liaisons.

2. Le chiffre indique entre quels atomes de carbone des acides gras est située la dernière double liaison.

On sait en tout cas que les messagers chimiques issus d'acides gras oméga-6 combattent les inflammations beaucoup moins efficacement que ceux issus des acides gras oméga-3, que l'on trouve par exemple dans le thon, le maquereau, le saumon et le hareng. Les fruits de mer aussi contiennent de grandes quantités d'acides gras oméga-3. Les nutritionnistes recommandent donc de mettre à son menu au maximum quatre fois plus d'oméga-6 que d'oméga-3, des doses qui vont hélas à l'encontre des habitudes alimentaires occidentales : nous consommons tous entre dix et vingt fois plus d'oméga-6 que d'oméga-3, puisque la version 6 se trouve avant tout dans les aliments les plus appréciés sous nos latitudes : graisses animales, viande, produits laitiers et huiles de salade.

Ce bon conseil est donc difficile à suivre. Répétez un peu, pour voir – quatre fois plus d'oméga-6 ? Plus que quoi ? Et les frites, déjà, elles contiennent quelle graisse ? Les conseils nutritionnels sont souvent très vagues, difficilement mémorisables, et surtout malaisés à mettre en œuvre. Il n'existe que peu de règles claires et simples à appliquer, d'autant que chaque personne a un métabolisme, un gabarit et des antécédents médicaux qui lui sont propres. Tous ces conseils constituent donc plutôt des directives très générales permettant de s'orienter. De plus, la plupart d'entre nous n'ont pas le temps de se concevoir un programme alimentaire aussi détaillé. La nutrition est une science complexe.

Pour faire les choses au mieux, on peut toujours demander à un spécialiste d'établir pour nous un menu adapté à nos besoins personnels. Mais même sans avoir les moyens de recourir à cette option, vous pouvez faire du bien à votre cœur en mangeant et buvant. Personne ne peut modifier son âge, son genre génétique ou ses antécédents héréditaires, mais chacun peut, à travers son alimentation, agir contre un taux de lipides sanguins trop élevé, le diabète, le surpoids et l'hypertension[1], par exemple en remplaçant autant que possible les acides gras saturés par des insaturés.

En revanche, il est peu judicieux d'éliminer complètement les graisses. Bien plus malin : prêter attention à leur qualité et à leur composition. Selon l'Association allemande de nutrition, 80 g de graisse par jour représentent une valeur indicative considérée comme inoffensive pour la plupart des adultes, surtout si l'on veille à consommer principalement des huiles végétales, par exemple de colza ou de soja, ainsi que des produits à tartiner issus de ces huiles, afin d'absorber le plus possible d'acides gras oméga-3.

La consommation des bonnes graisses n'est toutefois pas le seul point à surveiller. Le sucre joue ici un rôle plutôt aigre-doux. Certes, il est la principale source d'énergie de notre corps, mais notre alimentation en camoufle de telles quantités que notre corps a du mal à employer cet apport d'énergie permanent et excessif. Il réagit en créant des réserves énergétiques sous forme de graisse, ce qui entraîne immanquablement un surpoids. « Réserve énergétique » sonne quand même bien mieux que « bedaine », non ?

1. Dans le cas où s'associent obésité, hypertension et taux trop élevés de lipides sanguins et de glycémie, on parle de syndrome métabolique ou encore, en allemand, de « quartet mortel », voir p. 147. Celui-ci est le prélude à bien des maladies vasculaires.

La santé en mangeant

— Encore du sucre ! ordonne ma nièce.

Dans la cuisine, nous préparons ensemble du thé glacé maison.

— Ah non, ça suffit. Si on en ajoute encore, ça fera du thé vomi, lui dis-je d'un ton dégoûté.

Elle fronce les sourcils.

— Euh... quoi ? Qu'est-ce que ça veut dire ?

— Eh bien, ça aura un goût écœurant. Si tu veux encore plus de sucre, tu n'as qu'à mordre là-dedans, dis-je en souriant et en lui tendant une pomme de terre.

— Oh là là, soupire-t-elle, je ne suis pas idiote ! Il n'y a pas de sucre dans les patates ! C'est dégoûtant !

Ma nièce a raison sur un point : mordre dans une pomme de terre crue, c'est vraiment dégoûtant. En revanche, je doute qu'on n'y trouve pas de sucre. Cette douceur est en effet une championne du camouflage. « Sucre » est un terme générique qui désigne un grand nombre de saccharides au goût plus ou moins... sucré. En la matière, on distingue en gros les monosaccharides, comme le glucose (dans le raisin ou le miel) et le fructose (dans les fruits en général), des disaccharides, comme le lactose (dans le lait), le maltose (sucre de malt) et le bien connu sucre blanc (le saccharose). Comme leur nom l'indique à qui connaît un peu le grec, les monosaccharides ne sont composés que d'une molécule de sucre, tandis que les disaccharides en comportent deux. Les sucres composés de trois à dix molécules sont appelés oligosaccharides, et ceux dont la composition est encore plus complexe sont désignés par le terme de polysaccharides.

L'amidon (ou fécule) de la pomme de terre, par exemple, entre dans cette dernière catégorie. Bien qu'il n'ait qu'un goût très faiblement sucré et se dissolve difficilement dans l'eau, il s'agit d'un composé glucidique, et plus précisément d'une longue chaîne faite de nombreuses molécules de glucose ; cette chaîne peut aussi se redécomposer en chacune de ces molécules pour produire de l'énergie. L'amidon est le mode de stockage du sucre des plantes.

Chez nous, les humains, le glucose est emmagasiné sous une autre forme : le glycogène. Les molécules individuelles de glucose composent à l'intérieur du glycogène une rangée ramifiée dans laquelle elles se cramponnent fermement les unes aux autres – un peu comme des manifestants se tenant par la main pour créer une chaîne.

Si l'apport en glucose est très élevé, ce sont avant tout notre foie et nos muscles qui en font du glycogène en prévision de temps de disette. Cela fournit l'énergie nécessaire en cas d'effort particulier, par exemple lors d'un jogging longue distance, quand le reste du sucre est épuisé.

Toutes ces variantes sucrières sont réunies sous une appellation collective : les glucides, ou hydrates de carbone. Ils revêtent pour nous une importance vitale, car sans eux, notre corps ne pourrait tout simplement pas fonctionner. Cependant, les plus précieux pour notre organisme ne sont pas les monosaccharides ni les disaccharides, mais les chaînes longues telles que celle de l'amidon, car les glucides à chaîne courte se décomposent dare-dare dans notre intestin et sont rapidement absorbés par le sang. Avec l'aide de l'insuline, ils atteignent les cellules musculaires, où ils servent à produire de l'énergie. Lorsque nous les consommons, la concentration de sucre dans le sang augmente très rapidement, mais retombe ensuite tout aussi vite.

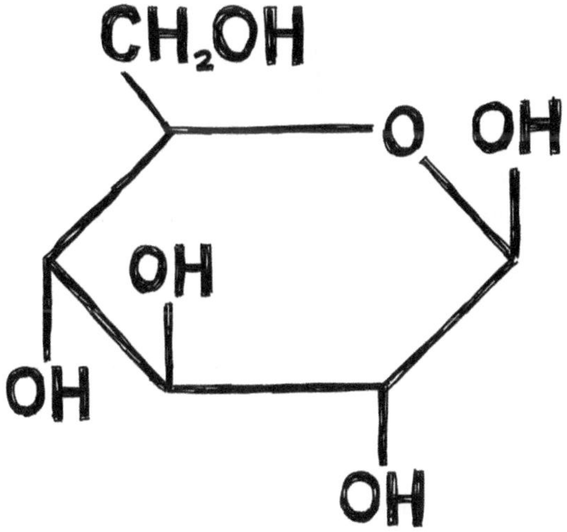

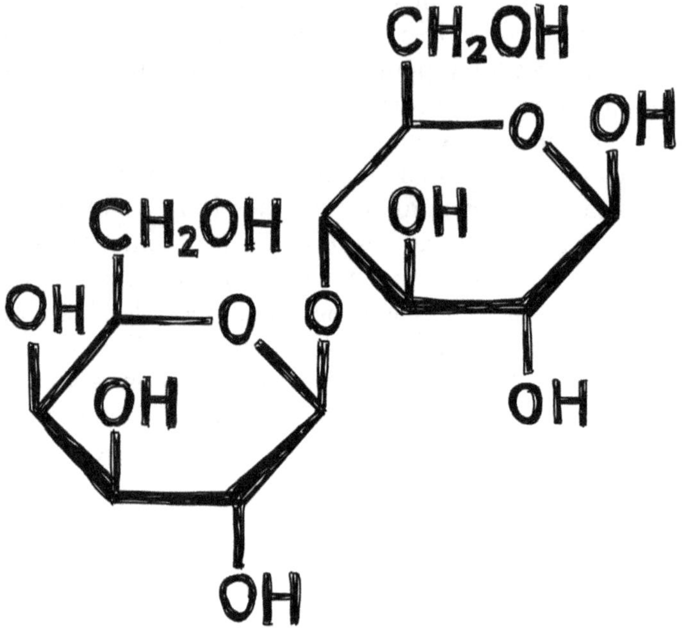

Le ***glucose*** *(en haut), un monosaccharide, est composé d'une seule molécule de sucre, tandis que le* ***lactose*** *est un disaccharide.*

À l'inverse, les glucides dotés d'une chaîne longue sont décomposés et absorbés par le sang beaucoup plus lentement. Ils délivrent donc de manière bien plus durable et régulière l'énergie dont notre corps a besoin pour se plier à toutes nos fantaisies. De telles chaînes de glucides à rallonge se trouvent aussi, par exemple, dans le pain complet. Dans mon club de fitness, j'aperçois souvent des gens avaler goulûment des jus sucrés, voire du soda. Au cours de l'entraînement, ceux-ci constituent évidemment une source d'énergie rapide et efficace, mais elle est hélas de courte durée. Une canette de Coca ne nous fournit à long terme que bien peu d'énergie. Il en va autrement du pain complet. Certes, il est constitué de sucre, mais d'un sucre fait de glucides à chaîne longue. Ce pain est donc nettement plus adapté aux efforts physiques de longue durée.

Les emballages des produits alimentaires comportent des indications sur leur teneur en glucides et en sucre. Ainsi, 100 g du pain aux céréales que je dévore pour mon petit déjeuner contiennent 42 g de glucides, dont 3,2 g de sucre. La quantité de glucides indiquée se rapporte à l'ensemble des composés glucidiques, tandis que la précision « dont sucre » ne désigne que les monosaccharides ou les disaccharides, comme le sucre cristal (ou sucre blanc), le fructose ou le lactose. Pour ménager son cœur et son corps, mieux vaut veiller à en manger le moins possible.

Mais c'est plus facile à dire qu'à faire, car le sucre représente pour notre corps une forme de drogue. Il provoque la diffusion de la dopamine, l'hormone du bonheur, qui, comme nous l'avons vu, joue un rôle décisif dans le système de récompense de notre cerveau. Si on ne le contrôle pas strictement dès le début, notre corps, comme un toxicomane, exige de plus en plus de sucre, à une fréquence toujours plus élevée, et ce volontiers sous forme de chocolat ou d'autres friandises. Le dealer, c'est nous-même, et c'est nous qui décidons : notre client obtiendra-t-il aujourd'hui une pomme ou bien une part de gâteau à la crème ?

Même si l'expression de « dépendance au sucre » ne s'est pas encore véritablement établie, des chercheurs ont découvert que la privation de sucre entraînait par exemple chez les rongeurs des troubles du comportement. Lors d'une expérience, ils ont d'abord fait boire à des rats une solution sucrée, à heure fixe. Ensuite, ils ne leur ont plus donné qu'une alimentation normale, sans trace de sucre. Les rongeurs ont alors affiché de véritables symptômes de manque : apathie, nervosité et angoisse. La carence provoquait même chez certains de véritables crises de tremblements. *Cold turkey* dans une cage de laboratoire – l'horreur.

Même si je n'en suis pas encore au point où le manque de sucreries provoquerait chez moi de tels effets, je comprends fort bien ces malheureux rats. Il conviendrait donc de supprimer totalement de notre menu le sucre raffiné, le sirop et les sodas. Certes, on entend souvent dire que le miel, ce produit naturel, aide à la guérison et est donc recommandé dans le combat contre les rhumes et autres refroidissements, mais ce « pouvoir guérissant » n'a jamais été prouvé scientifiquement. Il vaut donc mieux s'en passer aussi !

On peut également réduire sa consommation de sucre en s'attaquant aux produits contenant de la farine blanche. Dans l'Égypte ancienne déjà, ces produits faisaient partie de l'alimentation, surtout dans les classes sociales privilégiées. Et bien que l'athérosclérose soit généralement décrite comme un phénomène moderne, on a décelé de tels dépôts vasculaires dans les vaisseaux sanguins de momies vieilles de plusieurs millénaires : grands prêtres, nobles de haut rang, et même dans la dépouille mortelle d'une princesse.

Plusieurs approches tentent d'expliquer ce phénomène. Le tabagisme n'est pas une cause plausible, comme il n'existait presque pas à l'époque ; de plus, l'alimentation était le plus souvent pauvre en graisses, et les gens remuaient bien plus que nous. Une des origines de cette calcification pourrait être la consommation élevée de viande, mais aussi, justement, les produits à base de farine blanche, très appréciés dans la haute société. Après tout, à l'inverse de ceux confectionnés avec du blé complet, ils contiennent très peu de fibres et sont composés presque uniquement de glucides, donc, au bout du compte, de sucre. Et comme nous le savons aujourd'hui, le sucre aggrave non seulement le risque de diabète, mais il est aussi une des principales causes des dépôts vasculaires, et donc des maladies cardiovasculaires.

Toutefois, les effets négatifs de la farine blanche ne se limitent pas à notre cœur. Des chercheurs ont constaté que les gros consommateurs d'aliments contenant cet ingrédient subissaient plus souvent que les autres des maladies oculaires telles que la dégénérescence maculaire, au cours de laquelle les cellules de la rétine de l'œil sont progressivement altérées. De plus, les personnes ayant banni de leur menu le sucre et la farine blanche souffrent nettement moins que les autres de calculs biliaires. La liste des tourments favorisés par la farine blanche est longue, et la conclusion s'impose : moins de farine blanche, plus de farine complète !

Et puis, certaines choses peuvent complètement couper l'envie de farine en général. Avez-vous déjà entendu parler des mauvaises lectines ? Il s'agit de protéines contenues dans les farines qui, entre autres, épaississent le sang, ce qui aggrave évidemment le risque d'infarctus ou d'AVC. Ces lectines doivent toutefois leur sale réputation à une étude menée avec des doses extrêmement élevées, sans doute très difficiles à atteindre dans le cadre d'une alimentation équilibrée. Cela nous amène au cœur du sujet de la nourriture saine : elle doit avant tout être équilibrée.

Renoncer de temps en temps à des produits contenant de la farine constitue donc un bon début, tout comme remplacer le plus souvent possible sa forme blanche contre une version complète et fraîchement moulue. En effet, non seulement la farine complète se gâte rapidement, mais les nutriments entrent aussi en réaction avec l'oxygène contenu dans l'air dès que les grains ont été moulus. Une grande partie d'entre eux disparaissent alors. Idéalement toutefois, il convient d'absorber la majorité de notre énergie non pas au travers d'aliments contenant de la farine, mais grâce aux fruits et légumes. Cela ne peut qu'être bénéfique : les fruits et légumes ont de nombreux effets positifs sur le cœur, sur le système circulatoire, sur le corps tout entier.

Je me sens très lié à une variété particulière de baies – d'abord parce qu'elles portent presque le même nom que moi[1], ensuite parce que je m'efforce d'obtenir les mêmes résultats qu'elles : le cassis protège le cœur et les vaisseaux sanguins, c'est prouvé. De même que les myrtilles, il contient des colorants bleus appelés anthocyanes. Ceux-ci sont employés depuis longtemps en médecine naturelle contre les problèmes oculaires, mais ils ont également des effets positifs sur l'appareil cardiovasculaire. Ils agissent comme antioxydants naturels, protégeant nos vaisseaux des radicaux libres

1. En allemand, « cassis » se dit *(schwarze) Johannisbeere*, « baie (noire) de Johannes ». *(N.d.l.T.)*

agressifs. Le colorant myrtilline, qui améliore l'élasticité des vaisseaux sanguins, appartient ainsi aux anthocyanes.

Il convient aussi d'ajouter à son menu le melon et la pastèque, car il est prouvé que leurs composants réduisent le risque de formation de caillots sanguins. De plus, on dit que la pastèque abaisse la tension sanguine. Et comme tous deux sont délicieux, rafraîchissants et très décoratifs, pourquoi s'en priver ?

Un champignon généralement connu sous le nom de « mu-err » ou « oreille de Judas », et que l'on trouve, le plus souvent séché, dans les supermarchés bien fournis ou les épiceries asiatiques, a les mêmes effets positifs sur les plaquettes sanguines[1]. Après les avoir ramollis dans de l'eau, on peut les utiliser dans des rouleaux de printemps, des soupes ou des poêlées de légumes, car ils fixent bien le goût des autres aliments. Ces « morilles chinoises » sont une composante récurrente, et délicieuse, de la cuisine asiatique.

Par ailleurs, une alimentation végétarienne contient souvent ce qu'on appelle des composés phytochimiques, aussi nommés phytamines par la médecine naturelle. On trouve ainsi dans la grenade des polyphénols, qui réduisent la tension sanguine, l'ail contient des sulfures prévenant la thrombose, les légumineuses fournissent des saponines, qui combattent les inflammations, et presque toutes les plantes comportent des phytostérines, qui réduisent le taux de cholestérol. Tout cela paraît très compliqué, mais il suffit de retenir une

1. Les plaquettes sanguines, ou thrombocytes, sont des cellules sanguines qui influencent la coagulation sanguine. Elles referment par exemple les blessures.

chose : aujourd'hui pour dîner, faites-vous une salade de pois chiches à la grenade ou un ragoût de haricots à l'ail.

À l'inverse d'un préjugé fort répandu, il n'est nullement besoin de se donner un mal particulier pour fournir à notre corps les vitamines et les nutriments dont il a besoin. Au contraire, il suffit de se livrer à une activité de toute façon déjà fort appréciée par la plupart d'entre nous : ouvrir le bec, y enfourner la nourriture, bien mâcher, avaler – fini. Trois portions de légumes ou de fruits par jour constituent une bonne valeur indicative, en veillant dans l'idéal à varier les couleurs des combinaisons, car fruits et légumes tiennent leurs couleurs de différents composés phytochimiques.

Pour en profiter dans toute leur diversité, il convient donc de se composer des assiettes multicolores. Le mieux est de consommer des légumes frais, de préférence régionaux : lors de longues phases de transport et de stockage, la lumière et les rayons UV font disparaître de précieux composants, ne laissant plus sur notre assiette qu'une infime portion de ces composés phytochimiques.

Acheter des légumes frais tous les jours est évidemment assez contraignant. Si vous n'en avez ni le temps ni l'envie, n'hésitez pas à recourir aux légumes surgelés. Des scientifiques de Hambourg ont découvert que les vitamines et autres éléments précieux se conservaient mieux dans les légumes surgelés depuis des mois que dans les légumes frais, même mis au Frigo. Ils ont comparé la teneur en vitamine C de haricots verts conservés pendant un an à -18 °C avec celle de haricots sortis du réfrigérateur. Tandis que le taux de départ diminuait d'environ 20 % en l'espace d'un an pour les haricots surgelés, ceux du Frigo perdaient en quelques jours plus de 60 %.

Pour ceux qui souhaitent faire du bien à leur appareil cardiovasculaire sans plonger dans le congélateur, les carottes fraîches sont idéales ; elles ont une excellente influence sur le taux de cholestérol sanguin. D'après plusieurs ouvrages de conseils nutritionnels reconnus, il suffit d'en consommer 200 g par jour pour profiter au mieux de leurs bienfaits. Les noix, l'avoine et l'orge améliorent eux aussi nettement notre taux de cholestérol.

On attribue à l'ail et au gingembre des vertus de fluidification de sang, ce qui facilite bien sûr le débit sanguin dans les vaisseaux et donc l'approvisionnement des organes et des tissus. Une cuillère à café de racine de gingembre râpé dans un simple verre d'eau constitue une boisson excellente pour la santé et rapide à préparer. L'eau d'ail, avec deux à trois cuillères à café d'ail râpé dans un verre d'eau, a non seulement un effet anticoagulant, mais agit aussi positivement sur le niveau de cholestérol. Seule son influence sur nos contacts sociaux est plus problématique. Je vous conseille donc de prendre des gélules d'ail, qui n'entraînent quasi pas de mauvaise haleine.

Le troisième produit magique est l'oignon, qui sert de médicament depuis l'Antiquité. Non seulement il a bon goût, mais en plus il fluidifie le sang et réduit ainsi le risque de formation de caillots. De plus, il améliore le métabolisme du cholestérol, et est même censé avoir une influence positive sur le taux de glycémie.

Si tout cela vous semble dangereusement proche d'un régime « crudivore », je vous rassure. Si les légumes crus peuvent protéger durablement notre corps, les cuits en sont capables aussi. Certains de leurs composants sont même plus facilement assimilables cuits que crus. Ainsi de la tomate, dont l'antioxydant nommé lycopène est mieux transformé par le corps s'il est cuit et additionné d'un peu d'huile que dans son état naturel, tout comme les provitamines de la carotte. Le mieux est de consommer légumes cuits et crus à proportion égale. Une alimentation bonne pour le cœur n'est donc en rien monotone, elle peut se révéler pleine de variété.

Fondamentalement, il s'agit moins de renoncer complètement à quoi que ce soit que de le remplacer par quelque chose de meilleur: huiles de colza et d'olive au lieu de graisses hydrogénées, mélange huile-vinaigre aux herbes plutôt que sauce de salade à la crème. Inutile aussi de faire un trait sur les pommes de terre, dont la réputation est ternie par les frites et les chips. Ainsi, en consommant des pommes de terre en robe des champs au lieu de frites, on réduit nettement le risque de maladie cardiaque ou vasculaire. 200 g de pommes de terre avec la peau contiennent à peine 0,2 gramme de graisse, contre 24 g pour 200 g de frites, que l'on peut donc facilement épargner à son corps. Et même si le gras est un vecteur de goût très efficace, pas besoin d'en utiliser d'énormes quantités pour préparer un repas savoureux dès lors qu'on le combine à quelques herbes aromatiques – au mieux toutes fraîches.

Lorsque, après mon bac, j'ai quitté la maison parentale et me suis mis à faire la cuisine pour la première fois, je me suis vite pris pour un grand chef, m'imaginant déjà, dans mon exubérance, préparer de véritables festins. Désormais, je suis convaincu de n'avoir jamais été aussi éloigné d'être bon cuisinier qu'à ce moment-là.

Quel professionnel se contente-t-il en effet d'assaisonner ses créations de sel et de poivre ? J'ai toujours aimé me mettre aux fourneaux, mais mon horizon aromatique était à cette époque assez limité. Aujourd'hui encore, je suis épaté par la diversité du rayon condiments de mon supermarché, et par l'étroitesse de mes connaissances en la matière. Mais je ne suis apparemment pas seul dans mon ignorance : les « épices » les plus appréciées en Europe sont encore et toujours le sel et le poivre.

Selon une étude de l'institut britannique Euromonitor, un Allemand moyen consomme environ 8 g de sel par jour. Pourtant, comme on l'a vu, il est plutôt judicieux pour notre cœur de réduire l'apport de sel, car un excès fait nettement grimper le risque d'infarctus et d'AVC. L'Association professionnelle des neurologues allemands tire même le signal d'alarme en précisant que le risque d'AVC augmente d'un quart lorsqu'on consomme 10 g de sel au lieu de 5. Cela ne signifie en aucun cas qu'il faille entièrement y renoncer, car notre corps en a absolument besoin pour gérer l'eau. Les experts recommandent d'en consommer entre 3 et 6 g dans son alimentation quotidienne (cela correspond environ à une pleine cuillère à café). Dans ce cas aussi, il est plus simple de contrôler cette quantité en faisant soi-même la cuisine, sans recourir aux plats préparés.

L'alimentation bonne pour le cœur est un sujet pratiquement infini, si vaste et varié que je n'ai pu donner ici que quelques valeurs de référence. Je conseille donc à quiconque souhaitant se consacrer à ce thème de manière plus approfondie de consulter un nutritionniste. Un tel entretien peut faire des miracles, surtout en cas d'antécédents médicaux. Si votre médecin découvre dans votre sang une concentration élevée de triglycérides, une sorte particulière de graisse, sachez que cela indique presque systématiquement un surpoids. En bref, il faut maigrir !

Paradoxalement, c'est une alimentation trop riche en glucides, bien plus qu'une nourriture grasse, qui augmente la teneur en triglycérides. En un tel cas, la « bonne graisse », c'est-à-dire celle qui contient beaucoup d'acides gras insaturés, est donc utile. Si l'on réduit son poids pour atteindre un IMC compris entre 18,5 et 25[1], la concentration en triglycérides revient en règle générale à une valeur normale, ou tout au plus légèrement élevée, abaissant par là même le risque de maladies cardiaques et vasculaires. De plus, il est recommandé de renoncer complètement à l'alcool, car lui aussi fait monter le taux de triglycérides.

La plupart des conseils pour une alimentation plus saine impliquent hélas de suivre un régime, du moins temporairement. Pas question pourtant de se contenter d'une diète d'urgence de quelques jours ou quelques semaines, procédé généralement inefficace et mauvais pour la santé. À l'inverse, une modification progressive et surtout réfléchie de ses habitudes alimentaires personnelles aide vraiment sur la durée.

Une nourriture trop généreuse ne fait pas spécialement de bien à notre cœur. Elle s'« agrippe » pour ainsi dire aux parois des vaisseaux coronaires, nous causant ainsi beaucoup de tort. Lorsque j'ai commencé à

1. L'Indice de masse corporelle est une mesure obtenue en divisant le poids par la taille au carré. On parle de maigreur en cas d'IMC inférieur à 18,5, de surpoids avec une valeur comprise entre 25 et 30, et d'obésité au-delà de 30.

préférer la légère cuisine méditerranéenne aux plats roboratifs de l'alimentation bourgeoise traditionnelle, je n'ai pas eu l'impression de devoir fournir un bien grand effort – ce n'était pas si grave ! Au contraire, je trouve toujours agréable de me nourrir de cette manière. Une fois que l'on a identifié le sucre, le sel et les bombes à graisse camouflés partout, et avec l'aide d'un bon guide nutritionnel, il n'est pas si compliqué de les remplacer par des aliments plus sains et parfaitement savoureux.

Un petit smoothie de melon ?

Le lapin de Pâques devrait-il être végétalien ?

Nous l'avons tous vu à la publicité, surtout celle dans laquelle des gens beaux et heureux mangent de la margarine : le cholestérol. Ces spots vantent les mérites d'une certaine margarine qui contient particulièrement peu de cette substance qu'on dit si mauvaise pour notre appareil cardiovasculaire.

J'ai mené une petite enquête dans mon entourage pour savoir quels aliments les gens évitaient par crainte du cholestérol. Sans surprise, la plupart ont évoqué le beurre et les œufs. Mais ont-ils raison ? L'orgie d'œufs faite chaque année à Pâques est-elle réellement si néfaste ? Le lapin de Pâques devrait-il modifier son style de vie et se mettre à distribuer des carottes ? Apparemment, il conviendrait de bannir complètement le cholestérol de son assiette pour rester en bonne santé.

Pourtant, le cholestérol lui-même est indispensable à notre survie. Il est par exemple un des composants de la membrane de plasma de toutes les cellules corporelles ; si cette membrane contient trop peu de cholestérol, elle perd sa stabilité. Par ailleurs, associé à certaines protéines, le cholestérol aide les messagers chimiques à pénétrer dans les cellules puis à en ressortir. De plus, il joue un rôle important pendant la digestion, car il constitue le stade préliminaire des acides (ou sels) biliaires formés dans le foie. Ceux-ci sont ensuite temporairement stockés dans la vésicule biliaire et, après un repas plantureux, transmis à l'intestin grêle pour soutenir la digestion de la graisse. Si le corps dispose de trop peu d'acides biliaires, la graisse n'est pas absorbée par l'intestin et est éliminée sans avoir été traitée. Le résultat est souvent une stéatorrhée (des selles grasses), souvent associée à des maux de ventre et des ballonnements. On le voit : sans cholestérol, notre vie serait plutôt ennuyeuse, et en plus pas très sexy, car notre corps en a même besoin pour produire des hormones sexuelles. Ce prétendu ennemi numéro un ne semble donc pas si néfaste.

On dit que Paracelse affirma un jour : « Toutes les choses sont poison, et rien n'est sans poison ; seule la dose détermine ce qui n'est pas un poison. » Il avait entièrement raison. Cette règle s'applique aussi au cholestérol. Mais pourquoi un élément qui remplit tant de fonctions utiles dans notre organisme est-il si malaimé et considéré comme dangereux ? Les principales maladies liées au cholestérol sont les calculs biliaires, l'hypercholestérolémie familiale, et leurs suites, l'infarctus, l'AVC et d'autres maladies vasculaires. Dans le cas de l'hypercholestérolémie familiale, on hérite de ses parents un dysfonctionnement du métabolisme qui provoque dans le sang une concentration de cholestérol très au-dessus de la normale. Ces symptômes n'apparaissent toutefois souvent que si le mode de vie des personnes touchées implique surpoids, activité physique insuffisante et alimentation malsaine.

Notre foie est en mesure de fabriquer presque 90 % du cholestérol dont nous avons besoin, et nous devons nous procurer le reste en mangeant. Il est impossible de vivre sans cholestérol, mais cela ne signifie pas qu'en absorber de grandes quantités soit bénéfique : il est prouvé qu'à long terme, un taux élevé de cholestérol dans le sang est un facteur de risque décisif des maladies cardiaques et circulatoires, aussi appelées maladies cardiovasculaires. Les exemples les plus frappants en sont, une fois de plus, l'infarctus du myocarde, l'AVC ou encore l'artériopathie oblitérante des membres inférieurs (AOMI).

Quel est exactement le rapport du cholestérol avec tout cela ? Pour le comprendre, le mieux est de commencer par observer sa structure. À chaque fois que je me sens à l'étroit dans mon petit appartement, je pense au cholestérol. Pourquoi ? Parce que je préférerais vraiment vivre dans un logement plus grand. Deux pièces, cuisine et salle de bains avec vue sur le château de Marbourg et les collines de la Lahn[1], voilà l'appartement dont je rêve. (Un rêve qui en restera certainement un – vu les prix exorbitants de l'immobilier à Marbourg, il me faudrait pour le réaliser non seulement vendre tout ce que je possède, mais encore conclure un pacte avec le diable.)

Mais revenons au cholestérol : il est conçu exactement comme mon appart idéal. Il est constitué de noyaux et de chaînes carbonées, de quelques atomes d'hydrogènes et d'un atome d'oxygène, dont la disposition spatiale

1. Fleuve de la région de la Hesse, dans le centre de l'Allemagne. *(N.d.l.T.)*

correspond à peu de chose près à ma piaule de rêve. Trois gros noyaux carbonés à six chaînons telles les deux pièces et la cuisine, un noyau carboné à cinq chaînons, plus petit, qui serait la salle de bains, et une vue sur deux collines : celle de la Lahn et celle du château. C'est un moyen mnémotechnique bien utile : le cholestérol est important non seulement pour notre corps, mais aussi pour les examinateurs des cours de biochimie. Et, bien sûr, pour tous ceux qui s'intéressent au cœur et à ses maladies.

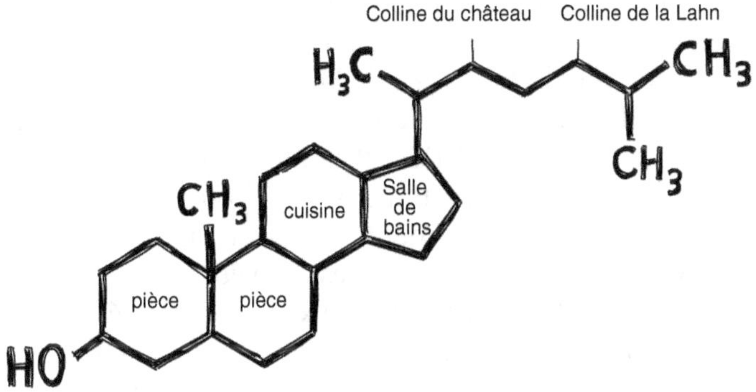

Le cholestérol ressemble à l'appartement de mes rêves.

On l'a vu, le cholestérol est majoritairement produit par le foie, et le reste doit venir de l'alimentation. Le corps, une fois qu'il en possède une quantité suffisante, a beaucoup de mal à s'en séparer. Il se comporte alors pour ainsi dire comme une personne touchée par le syndrome dit « de Diogène », qui amasse tellement de fatras et de déchets autour d'elle qu'elle met sa santé en péril. Il faut dire pour la défense de notre organisme qu'il ne cherche pourtant qu'à recycler. Une grande partie du cholestérol transmis à l'intestin à travers la vésicule, pour l'aider à digérer la graisse, est récupérée peu avant la « fermeture » de l'intestin pour retourner barboter dans notre système circulatoire. Mais il n'y parvient pas tout seul : comme un enfant sur le chemin de l'école, il faut qu'on lui tienne la main.

Certaines liaisons gras-protéine, à savoir la lipoprotéine dite de haute densité (HDL, *high density lipoproteine*) et celle dite de basse densité (LDL, *low density lipoproteine*), accompagnent le cholestérol dans son chemin à travers notre circulation sanguine. La LDL l'aide depuis le foie jusqu'aux organes tandis que la HDL le soutient pendant son retour vers le foie. Dans le langage commun, le cholestérol HDL est désigné comme le « bon » cholestérol, tandis que la version LDL est qualifiée de « mauvaise ». En effet, le foie ne se contente pas de produire du cholestérol, il le dégrade également. Et comme la HDL l'achemine vers sa dégradation, elle est considérée comme un véhicule plus efficace, en bref, le « bon » cholestérol.

Une personne affligée d'hypercholestérolémie familiale n'a dans le foie pas assez de récepteurs auxquels le cholestérol à éliminer s'accroche pour être réacheminé dans le système circulatoire. Conséquence logique : une augmentation du mauvais cholestérol. Si des facteurs tels que le tabagisme, l'hypertension ou le diabète s'y ajoutent, ce cholestérol excédentaire risque d'autant plus de se déposer dans la paroi déjà endommagée des vaisseaux sanguins. Le résultat, c'est la formation de plaques artérioscléreuses qui « entartrent » le vaisseau.

Le taux de mauvais cholestérol tolérable est propre à chacun et doit être déterminé au cas par cas par un médecin, qui établit le risque cardiovasculaire global ; plus celui-ci est élevé, plus le taux de LDL doit être bas.

Pour donner des chiffres concrets : en présence d'aucun ou d'un seul facteur de risque, le taux de LDL ne doit pas dépasser 160 mg/dl[1] de sang (ou 4,1 millimoles par litre, ou mmol/l). Le risque de maladie est alors faible. Dans le cas où au moins deux facteurs de risque existent, la quantité de mauvais cholestérol ne doit pas dépasser 130 mg/dl (ou 3,4 mmol/l). Pourtant, le cœur et les vaisseaux sanguins auront tout de même une probabilité plus élevée de tomber malades. Les personnes ayant déjà subi un infarctus, et les diabétiques, ont un risque élevé de développer une hypercholestérolémie. Pour eux, la valeur à ne pas dépasser est encore plus basse, avec 100 mg/dl (ou 2,5 mmol/l).

Si on fume comme un pompier, qu'on a la tension d'une Cocotte-Minute et de lourds antécédents familiaux de problèmes cardiaques, qu'on souffre d'une maladie vasculaire ou d'un dysfonctionnement du métabolisme lipidique, ou qu'on a déjà subi un infarctus, on fait partie du groupe à haut risque. La quantité de mauvais cholestérol doit alors rester aussi réduite que possible, avec environ 70 mg/dl (ou 1,8 mmol/l). Dans un tel cas, la publicité pour la margarine a bel et bien raison : il convient d'adopter une alimentation aussi pauvre que possible en cholestérol, avec peu de gras et davantage

1. Milligramme par décilitre, abrégé en mg/dl, est une mesure étrange, un peu vieillotte, qui n'est plus utilisée que dans peu de pays, comme les États-Unis, la France et le Japon, mais aussi dans certains quartiers de Berlin et de ce qui fut l'Allemagne de l'Ouest. Dans la plupart des pays, y compris en ancienne Allemagne de l'Est, on emploie désormais la mesure internationale « millimole par litre », mmol/l. Avec ce système, les valeurs limites sont de 3,9 à 5,5 mmol/l avant le repas et de 5,0 à 7,8 mmol/l après.

de fibres. La pratique régulière d'un sport permet en plus de s'attaquer au déclin des vaisseaux.

Ces valeurs ne sont hélas pas applicables aussi facilement à chaque malade. En dernier recours, on peut se plier à une thérapie par dialyse, au cours de laquelle le sang est nettoyé mécaniquement du cholestérol superflu, ou encore à un traitement médicamenteux, par exemple avec ce qu'on appelle des inhibiteurs de l'enzyme de la synthèse du cholestérol, ou inhibiteurs d'ESC. Aussi connus sous le nom de statines, ils réduisent la production de cholestérol par le foie.

Mais qu'en est-il des œufs ? Faut-il y renoncer ? Non ! L'association cardiaque allemande a sonné la fin de l'alerte dans un communiqué. Plus question de bannir les œufs de notre assiette ; il est bien plus important d'adapter l'ensemble de son alimentation. Quelle surprise : il est recommandé de s'inspirer de la cuisine méditerranéenne, c'est-à-dire de consommer beaucoup de légumes, de salade, de fruits et de produits complets. La Société américaine de cardiologie a d'ailleurs déclaré que deux œufs par semaine ne représentaient aucun danger. Il est cependant toujours décisif de savoir si le corps dégrade plus ou moins bien le cholestérol, ce qui dépend de la prédisposition génétique. Enfin, les gens souffrant déjà d'une maladie cardiaque ou vasculaire devraient consommer moins d'œufs que les personnes en bonne santé.

De toute façon, le lapin de Pâques n'apporte désormais presque plus que du chocolat, que j'éprouve toujours une joie enfantine à chercher puis à dévorer. Ce n'est pas vraiment très sain non plus, même si je n'ai pas de raison de m'inquiéter pour mon taux de cholestérol, mais heureusement, Pâques n'a lieu qu'une fois par an !

Sucré par nature

J'ai grandi dans un lotissement situé en bordure de forêt. Je passais mes journées à bâtir des cabanes dans les bois avec mes copains et à sillonner le voisinage à vélo. Nous dépensions tout notre argent de poche à l'épicerie du coin en achetant des bonbons et du Coca dont nous garnissions notre réserve secrète. Mais ce stock ne tenait jamais longtemps ; en général, nous dévorions tout le jour même, pour nous retrouver le soir, évidemment, saturés de sucre et de caféine.

Se nourrir en secret de sucreries et de soda n'était alors pas un problème, en tout cas pas pour moi. Ma mère, en revanchc, sc dcmandait pourquoi j'avais tant de mal à m'endormir. Un jour, pendant une de nos tournées d'exploration forestière, mes amis et moi fîmes une trouvaille intéressante : un mystérieux objet ressemblant un peu à une seringue. Nous n'osâmes pas y toucher, marqués par la leçon reçue à l'école – ne pas ramasser et aller chercher un adulte ! Nous retournâmes donc chez un de mes copains pour informer ses parents de notre étrange découverte.

La « seringue » constitua le sujet de conversation principal dans notre quartier au cours des quinze jours suivants. Des toxicomanes dans notre petit paradis ! Un véritable drame de province. Je fus d'autant plus surpris en apprenant qu'il ne s'agissait pas du tout d'une « seringue de drogué » : une fillette diabétique du voisinage avait simplement perdu celle qu'elle portait toujours sur elle et avec laquelle elle devait s'injecter régulièrement de l'insuline. Ce fut mon premier contact avec le diabète.

Jusqu'alors, il était pour moi inimaginable que le sucre puisse avoir d'autres effets que de faire grossir et d'abîmer les dents. C'est pour cela, et à cause de ma mère qui veillait au grain, que je me brossais toujours les quenottes. Je n'étais pas non plus grassouillet, puisque mes copains et moi faisions du vélo toute la journée. Ce fut ma mère, là encore, qui m'expliqua que le sucre peut avoir encore bien d'autres effets sur le corps.

Le terme de diabète englobe toute une série de maladies du métabolisme ayant pour point commun la présence décelable de sucre dans l'urine. Souvent, les personnes touchées ont toujours soif et boivent énormément, ce qui donne un premier indice de la présence de la maladie. Sa forme la plus connue est le *diabetes mellitus*, qu'on pourrait traduire par « flot sucré comme le miel », ou diabète sucré. Cette maladie est déjà décrite sur des papyrus égyptiens, mais son nom est apparu plus tard, quand on a commencé à examiner la couleur, l'odeur et la consistance de l'urine. Comment prouvait-on à cette époque, sans laboratoires ni bandelettes réactives, la présence de sucre dans l'urine ? La réponse est aussi simple que dégoûtante. C'est pourquoi je tiens ici à adresser mes plus sincères remerciements à l'industrie pharmaceutique pour avoir développé des bandelettes réagissant au sucre. Le bien-être des patients passe pour moi avant tout, mais siroter une tasse d'urine de malade n'est pas exactement en tête de la liste de mes envies... En bref : ce diabète s'appelle *mellitus* parce qu'il donne un goût sucré à l'urine.

Pour comprendre ce qui se produit exactement lors de la digestion du sucre et quelles sont, pour l'appareil cardiovasculaire, les conséquences d'un taux de glycémie élevé, imaginez-vous être un pain complet. Un pain complet posé sur une table, prêt à se faire manger. Vous êtes constitué d'un peu de protéines, de très peu de graisse, de quelques fibres, mais surtout, vous contenez de l'eau et des glucides, c'est-à-dire des chaînes de sucre plus ou moins longues. Une fois dans la bouche, vous êtes d'abord mastiqué et imbibé de salive ; celle-ci contient des enzymes qui se mettent à décomposer les chaînes en leurs composants individuels, principalement des disaccharides. Voilà pourquoi le pain prend un goût sucré quand on le mastique longtemps.

Gluant de salive et correctement concassé, vous glissez maintenant dans la gorge pour atteindre l'œsophage, l'estomac et enfin le duodénum, le premier segment de l'intestin grêle. Avant d'être absorbés par la paroi intestinale, les disaccharides sont à nouveau divisés, cette fois en leurs deux sous-molécules. Lorsqu'on parle de taux de glycémie, on évoque en fait seulement la teneur du sang en glucose. Celui-ci est le fournisseur d'énergie le plus important de notre corps, car il est particulièrement rapide. En toute logique, avec une grosse quantité de glucose dans le sang, nous devrions littéralement exploser d'énergie. Mais dans ce cas aussi, l'excès est néfaste. En effet, à la longue, un trop-plein de glucose dans le sang endommage gravement organes et vaisseaux.

L'urine a un goût sucré quand la teneur en glucose dépasse ce qu'on appelle le seuil rénal. Normalement, l'urine ne contient pas du tout de sucre, puisque celui-ci est résorbé dans les reins. Cela n'est toutefois possible que jusqu'à une certaine quantité, ce fameux seuil, qui se trouve à environ 180 mg par décilitre de sang. Un taux élevé de glucose dans le sang aggrave à long terme le risque d'inflammation des parois vasculaires et le danger d'occlusion des artères les plus petites. Dans l'idéal, la concentration de glucose dans le sang avant un repas se trouve entre 70 et 100 mg/dl, et entre 90 et 140 après avoir mangé. Cela correspond environ à une cuillère à café de sucre diluée dans 5 à 6 litres de sang.

Si notre métabolisme fonctionne normalement, cette valeur évolue en permanence dans cette étroite fourchette, même si on avale une énorme quantité de sucre d'un coup avec une part de gâteau à la crème au goûter, puis qu'on n'absorbe rien pendant toute la nuit. Le corps a pour cela une astuce simple : il aménage des réserves de glucose. Si le niveau de glucose est trop élevé, il le stocke, s'il baisse trop, les réservoirs en diffusent de nouveau dans le sang.

Deux hormones, l'insuline et le glucagon, jouent en la matière un rôle décisif. Ce sont les insulaires de notre corps ; toutes deux sont produites dans les îlots de Langerhans, des structures cellulaires indépendantes situées à l'intérieur du pancréas. Et elles sont concurrentes. L'insuline, terme qui vient d'ailleurs du latin *insula*, « île », est diffusée dans le sang par les cellules bêta des îlots de Langerhans. Elle s'assure que nos cellules utilisent davantage de glucose, le stockent ou même le transforment en graisse. Voilà qui semble plutôt antipathique – qui souhaite voir son corps couvert de davantage de graisse ? Mais sans insuline, notre taux de glycémie grimperait en flèche après un bon repas, ce qui serait très mauvais pour nos vaisseaux sanguins. L'insuline élimine ce risque en faisant en sorte que le glucose, plutôt que de se balader dans le sang, soit emmagasiné dans le foie sous sa forme de stockage, le glycogène.

L'insuline réduit donc le taux de glycémie, et ne connaît aucune limite en la matière. Si on la laissait faire, elle abaisserait la teneur en glucose du sang jusqu'à ce que nous nous retrouvions en hypoglycémie grave. C'est ici qu'intervient le glucagon. Avant que le taux de glycémie ne chute à une valeur critique, il vient mettre des bâtons dans les roues de l'insuline. On l'a vu, lui aussi est produit dans les îlots de Langerhans du pancréas, mais dans ses cellules alpha. Il fait en sorte que le sucre soit de nouveau diffusé dans le sang depuis les réserves du foie ou même, en cas d'urgence, entièrement fabriqué.

Quand il le faut, notre corps est capable de fabriquer du sucre, sans grand effort, à partir des produits finis du métabolisme musculaire ou protidique (celui des protéines). Cela marche tellement bien qu'il serait même possible, en théorie, de se passer complètement d'apport extérieur de sucre pendant un certain temps. Le corps d'un adulte a besoin d'environ 200 g de glucose par jour. 75 % de cette dose, c'est-à-dire 150 g, sont employés par notre cerveau, et une grande partie de ce qui reste sert aux globules rouges à produire de l'énergie. Voilà pourquoi, après quelques jours de jeûne sur une île déserte, le taux de glycémie devrait s'effondrer jusqu'à atteindre une dangereuse hypoglycémie.

Mais par chance, ce n'est pas le cas. Lorsque ce taux passe sous la valeur critique d'environ 60 mg/dl, les cellules cardiaques, cérébrales et musculaires, mais surtout celles du foie et du cortex rénal, sont incitées à remplacer le glucose manquant. Entre 180 et 200 g de sucre peuvent ainsi être produits chaque jour. C'est pour cela qu'en temps normal, notre taux sanguin ne descend jamais à moins de 3,5 mmol/l ou 60 mg/dl.

Ce système génial est presque trop beau pour être vrai, mais il est aussi, hélas, très fragile. Si notre corps est en mesure de se protéger de taux de glucose dangereusement élevés en diffusant davantage d'insuline, cela implique quelques effets secondaires problématiques. Ainsi, une production élevée d'insuline entraîne un stockage plus important de la graisse et de l'eau, un taux de cholestérol plus élevé, et de l'hypertension. De plus, si l'insuline est distribuée régulièrement à haute dose, nos cellules y réagissent de moins en moins, s'immunisant pour ainsi dire contre elle. Donc, il faut en diffuser davantage pour obtenir le même résultat lors de l'absorption de sucre suivante, et une spirale infinie s'élance.

Les glucides sont indispensables à une alimentation saine, mais ce n'est qu'un côté de la médaille. Consommés en excès, ils font plus de mal que de bien. Certes, notre cerveau et nos globules rouges ne peuvent absolument pas se passer de glucose, mais c'est justement pour ça que notre corps, au fil de l'évolution, a développé des systèmes aussi formidables que la néoglucogenèse (la synthèse du glucose) basée sur les restes du métabolisme protidique. Il est donc bon de limiter la consommation de glucides et de renoncer aussi souvent que possible aux gâteaux au chocolat, boissons sucrées et autres bombes à sucre, aussi difficile que cela puisse paraître.

Comme nombre de nos contemporains peinent à suivre ce bon conseil, de plus en plus de personnes souffrent des suites d'un apport excessif de glucides. Chez eux, la tension monte, le taux de cholestérol atteint des hauteurs vertigineuses, et la graisse abdominale (qui peut d'ailleurs être non seulement générée par de trop fréquentes soirées au bar, mais aussi par un excès de stress[1]) altère leur silhouette.

Si l'on consomme trop de glucides, nos cellules corporelles deviennent donc progressivement résistantes à l'insuline, nous mettant ainsi en bonne voie pour le diabète de type 2, la version acquise de la maladie du sucre. Cette forme de la pathologie est souvent surnommée abusivement « diabète de l'âge mûr », comme si seules les personnes âgées étaient concernées. Mais le nombre d'adolescents développant un diabète de type 2 à cause de l'obésité et du manque d'exercice connaît actuellement une augmentation dramatique. Cette variante du diabète est littéralement en train de devenir le mal du siècle ; rien qu'en Allemagne, presque 90 % des 7 millions de diabétiques sont touchés. S'y ajoutent ceux, dont on estime le nombre à 4 millions, chez qui la maladie est présente mais pas encore diagnostiquée – au début, elle est très discrète.

1. Voir, à partir de la p. 269, « Le cœur de la Belle au Bois dormant ».

Le pancréas des diabétiques n'est donc plus en mesure de produire la dose requise d'insuline, ce pour quoi leur taux de glycémie augmente. Mais en quoi est-ce un problème, s'il suffit de prendre des cachets ou de se faire des injections d'insuline ? La réponse est glaçante : certes, les patients qui s'injectent de l'insuline réduisent ainsi leur taux de glycémie, mais leur tension, leur niveau de cholestérol et leur ratio de graisse corporelle augmentent, entraînant une hausse générale du risque de dommages vasculaires graves. L'infarctus, l'AVC et même, eh oui, les problèmes d'érection ne sont plus qu'à deux pas. Il n'est pas rare que certaines parties du corps des patients se retrouvent au bout du compte si mal irriguées qu'elles finissent par devoir être amputées.

La première amputation à laquelle j'ai assisté en salle d'opération fut celle de la jambe droite d'un diabétique. À dire vrai, il ne s'agissait même pas d'une jambe complète, car on lui avait déjà ôté trois orteils deux ans plus tôt et même la moitié du pied un an avant. Ce cercle vicieux peut seulement être brisé sur le long terme par un régime pauvre en glucides, et non par un apport massif d'insuline. Une telle diète est le meilleur moyen de réduire le plus possible le risque de séquelles, mais bien que la majorité des malades le sachent parfaitement, nombre d'entre eux ont énormément de mal à respecter strictement leur régime.

Des visites régulières chez le médecin sont importantes pour améliorer sa discipline. Avec l'aide du praticien, les diabétiques peuvent concevoir des plans nutritionnels, rechercher les « bombes à glucides » cachées dans leur quotidien, mais surtout, le docteur découvre au cours de ces examens les péchés sucrés commis au cours des semaines précédentes. L'homme (ou la femme) en blanc sait tout ! En effet, une analyse de sang dévoile distinctement si le patient a « fauté ». Elle permet d'établir non seulement le taux de glycémie du moment, mais aussi le niveau d'hémoglobine glyquée, l'HbA_{1c}. Cette HbA_{1c} est une forme particulière de l'hémoglobine qui fixe le glucose. Si le taux de glycémie est élevé, on trouvera donc aussi davantage d'HbA_{1c} dans le sang. En observant la proportion d'HbA_{1c} par rapport à la totalité de l'hémoglobine, on peut en déduire la concentration de sucre dans le sang au cours des quatre à douze semaines précédentes, ce qui révèle d'éventuels péchés. Il est donc complètement inutile d'aller de nuit, en cachette, à la baraque à frites la plus proche.

Chez de nombreux patients, tout cela finit par entraîner un changement de mentalité ; une fois que les premiers succès du régime apparaissent, la qualité de vie s'améliore tellement que, malgré les restrictions alimentaires nécessaires, beaucoup de malades s'en tiennent ensuite d'eux-mêmes à ce nouveau rythme.

Notre corps est comme une tasse de café : un peu de sucre, ça va, mais trop, bonjour les dégâts. Et quand d'autres facteurs de risque s'y ajoutent, nous exposons notre corps, et surtout notre cœur, à de grands dangers. Si un dysfonctionnement du métabolisme glucidique est compliqué par de l'hypertension, par un déséquilibre des lipoprotéines et par ce que l'on nomme poliment une « obésité à prépondérance abdominale » (oui, la bedaine), on parle alors d'un « quatuor fatal ». Le syndrome métabolique (terme qui regroupe ces quatre dangers) et le tabagisme sont les facteurs de risque décisifs des maladies vasculaires artérielles.

Dans les pays industrialisés, ce syndrome est nettement plus fréquent que dans les régions du monde moins favorisées. Cela est dû à notre mode de vie, bien sûr, et surtout à notre alimentation. Les plus touchés sont les *couch-potatoes*, un terme adéquat d'ailleurs aussi bien pour *couch* que pour *potatoe* : une alimentation excessive et trop riche en glucides, liée à un flagrant manque d'exercice, représente chez nous incontestablement, avec la cigarette, la première cause de maladie.

Une alimentation à outrance entraîne à long terme l'obésité, et celle-ci provoque dans nos cellules une résistance à l'insuline. La graisse située dans la région abdominale, constituée de cellules adipeuses situées entre les organes, est particulièrement dangereuse. Quand cette graisse se décompose, elle crée notamment des acides gras libres qui sont diffusés dans le sang. À cause d'eux, les cellules des muscles et du foie ne réagissent presque plus à l'insuline. Résultat : le taux de glycémie monte fortement, et avec lui surgit toute la série des conséquences négatives évoquées ici.

INCONTRÔLABLES PALPITATIONS

Tout sur le tissu nodal, l'arythmie,
la réanimation et la transplantation cardiaque

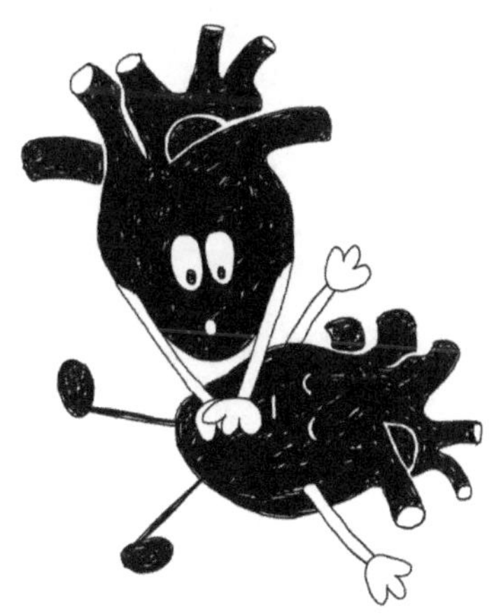

Un marteau-piqueur dans la poitrine

Le trouble du rythme cardiaque, ou arythmie, est une restriction pathologique très répandue de l'activité cardiaque. Un cœur en bonne santé bat inlassablement à un rythme régulier, que l'on soit endormi ou éveillé, pendant l'effort ou au repos. Notre cœur ne dort jamais. Si vous prenez le temps de l'écouter attentivement, vous sentirez même ses battements ralentir quand vous vous assiérez pour souffler un peu après avoir monté un escalier.

Les médecins appellent « tachycardie » ce qui se déroule dans notre poitrine pendant un effort physique. Cela se traduit tout simplement par « battements rapides du cœur », « rapides » signifiant ici plus de 100 par minute. L'opposé est la bradycardie, qui désigne une fréquence cardiaque de moins de 60 battements par minute. On peut aisément descendre encore plus bas sans même être malade, par exemple le matin au lever. Et pendant la journée aussi, la fréquence cardiaque (encore appelée « pouls au repos ») peut passer sous les 50 battements à la minute. C'est surtout le cas chez les sportifs de haut niveau : au repos, pour fournir à leur corps sang et oxygène, leur muscle cardiaque bien entraîné a besoin de bien moins de battements qu'un palpitant normal ou affaibli par une maladie.

Mais la forme sportive et l'activité physique ne sont pas les seules à influencer la fréquence cardiaque ; notre humeur joue aussi un rôle, comme je l'ai constaté récemment en m'arrêtant à un feu rouge de chantier, en route pour un rendez-vous important. Pendant cette pause forcée, j'ai eu le temps d'écouter mon propre cœur battre d'abord tranquillement, puis accélérer de plus en plus à mesure que l'heure tournait et que je n'avançais que millimètre par millimètre. Il a fini par cogner comme si j'avais un marteau-piqueur dans la poitrine.

Que faire si de telles palpitations surgissent sans raison apparente, c'est-à-dire sans effort physique ni le moindre stress ? Juste comme ça, pendant dix minutes, alors qu'on est tranquillement assis sur son canapé ? Cela a en général une cause pathologique, qui doit être établie par un médecin. Une telle arythmie survenant brusquement est souvent révélatrice d'un problème cardiaque à prendre au sérieux, mais qui ne peut être défini avec précision qu'après un examen approfondi. Pas facile toutefois pour le praticien de découvrir de quoi il s'agit : de tels troubles brefs surgissent rarement pile au moment de la consultation.

Pourtant, il est primordial de ne pas se laisser décourager, ni surtout d'avoir honte, mais de décrire ses symptômes le plus exactement possible. Ces problèmes sont-ils fréquents ? Ont-ils toujours la même durée, le même déroulement ? Cela commence-t-il rapidement et brusquement, ou la fréquence cardiaque augmente-t-elle progressivement ? Cela prend-il fin aussi abruptement ou y a-t-il une sorte de decrescendo ? Une crise dure-t-elle quelques minutes seulement, ou bien plusieurs heures ? Et, question cruciale pour les secouristes : le rythme cardiaque est-il accéléré mais régulier, ou bien a-t-on affaire à une tachyarythmie, au cours de laquelle le cœur bat non seulement à plus de 100 battements par minute, mais en plus irrégulièrement ? C'est-à-dire non pas bou-boum, bou-boum, bou-boum, mais par exemple bou-boum – pause – bou-boum, bou-boum, bou-boum – pause – bou-boum – pause – bou-boum, bou-boum.

En cas de fréquence cardiaque irrégulière, il est extrêmement important d'établir un électrocardiogramme (le relevé de l'activité électrique du myocarde), car des symptômes comme l'insuffisance respiratoire ou les douleurs thoraciques liés à une arythmie peuvent aussi être des indices d'infarctus. Pas question pourtant de redouter la crise cardiaque à la moindre irrégularité. Certes, un infarctus est souvent lié à une fréquence cardiaque inégale, mais à l'inverse, des battements sortant du rythme n'indiquent pas systématiquement qu'une crise se profile. Il peut arriver que le cœur fasse une courte pause ou subisse des discontinuités, même chez des personnes en parfaite santé.

On ne parle de troubles du rythme cardiaque ou d'arythmie que lorsque ces ratés se multiplient ou que le cœur perd complètement le rythme. Cela n'implique pas systématiquement un risque mortel, mais peut poser des problèmes au quotidien, surtout lorsque cela amoindrit la résistance physique aux efforts même les plus courants, comme la préparation du café matinal ou le franchissement de quelques marches d'escalier. Il arrive aussi que cela entraîne des vertiges ou des nausées. Quoi qu'il en soit, c'est perturbant. J'ai pu constater à quel point lors d'une intervention menée non loin de chez moi.

Virage serré à gauche, accélération en ligne droite, coup de frein, virage serré à droite, accélération, coup de frein, et encore un virage à droite. Le moteur hurle au moment où Tom, mon collègue, enfonce l'accélérateur en arrivant sur une nouvelle ligne droite de cette sinueuse route de campagne. Avec l'impression d'être dans une voiture de course, je proteste :

— Hé ! C'est pas un avion ! Ralentis, sinon c'est mon petit déj qui va rater le prochain virage !

Je garde le sourire mais me cramponne à la poignée de la portière pour ne pas être ballotté dans tous les sens. Tom semble apprécier le trajet bien plus que moi. Même si je sais qu'il conduit certes vite, mais d'une main très sûre, il est vraiment trop tôt pour moi, d'autant que nous ne sommes plus qu'à quelques centaines de mètres de notre destination, une maison mitoyenne. L'alerte : patient masculin, soixante-neuf ans, blessure à la tête.

Nous avançons à petite vitesse sur la ligne d'arrivée, car il me faut encore trouver le bon numéro.

— C'est là ! m'exclamé-je.

Mon collègue se gare aussitôt. Un monsieur âgé se tient à la porte de la maison, un torchon imbibé de sang pressé sur le front. Il nous fait entrer dans la cuisine, une pièce moderne tout en acier brossé, avec une table en bois massif trônant en son centre. Je vois de nombreuses petites taches de sang sur le carrelage étincelant, comme si l'homme avait semé des gouttelettes en cherchant le torchon. Tandis que Tom relève les premières données, je jette un coup d'œil au front de notre patient. Il est orné d'une plaie béante, mais très propre, d'environ deux centimètres de long. Je confectionne rapidement un pansement.

Lors de notre entretien, l'homme explique avoir subitement perdu connaissance, pour reprendre ses esprits étalé par terre. Apparemment, il a pendant sa chute frôlé de la tête le coin de la table. Tom prend sa tension et mesure son pouls.

— Bien perceptible, fréquence normale mais arythmique, annonce-t-il en me regardant, dans l'expectative.

Arythmique ? Ça signifie que je dois préparer un électrocardiogramme. Peu après, les électrodes sont appliquées et une ligne scintille sur l'écran. Tom et moi l'examinons attentivement et en venons tous deux à la même conclusion : arythmie, mais sans autre anomalie. Nous décidons d'emmener le patient à l'hôpital sans urgentiste.

L'évaluation de tels dysfonctionnements cardiaques est un exercice délicat. L'état est-il stable ou variable ? Est-ce que le cœur accélère ou ralentit, est-ce que l'électrocardiogramme se modifie ? Et surtout : comment se sent le patient ? Est-il transportable sans danger ? Dans ce cas concret, la situation est très claire : le blessé a tous ses esprits, sa circulation sanguine est stable et l'hémorragie est sous contrôle. Seule son arythmie nous inquiète, mais elle constitue également la clé du mystère, car après avoir éliminé la possibilité d'un infarctus avec sus-décalage du segment ST[1], nous sommes convaincus

1. Voir plus bas les explications détaillées de l'électrocardiogramme, p. 159.

qu'elle a été la cause de ce soudain *black-out*. En effet, l'écart entre deux battements de cœur dure parfois si longtemps que le cerveau se retrouve brièvement privé d'oxygène. On perd alors conscience pendant une ou deux secondes, pour reprendre en général entièrement ses esprits au moment où on touche le sol.

En général, cela n'entraîne pas un danger mortel, à moins que l'on ne soit équilibriste professionnel. Mais il n'y a rien d'agréable à se réveiller étalé par terre avec une plaie ouverte à la tête. Il faut donc absolument consulter un médecin et déterminer comment venir à bout du problème.

Pour moi, le trouble rythmique le plus fréquent n'est pas une véritable souffrance. Il s'agit de l'extrasystole : le cœur trébuche brièvement mais ne se met pas au galop. Une extrasystole est un mouvement de « pompe » supplémentaire du cœur qui n'a pas sa place dans le rythme régulier. Il n'est que rarement lié à de courts ratés. Le plus grave pour la personne touchée, c'est que le battement qui le suit peut faire l'effet d'un coup de canon, parfois vraiment effrayant. Mais pour les personnes par ailleurs en bonne santé, une extrasystole ne représente aucun danger. Après tout, c'est simplement un battement de cœur surnuméraire.

Dans un tel cas, il peut être judicieux d'établir pour le « malade » un électrocardiogramme sur vingt-quatre heures, en lui faisant porter pendant toute la journée un appareil mobile. Après ces vingt-quatre heures, le médecin analysera le relevé et cherchera des repères permettant de déterminer le diagnostic exact. Enfin, il faudra décider si une modification de l'alimentation pourrait apporter une amélioration, ou si des médicaments, voire une ablation par cathéter, sont nécessaires pour lutter contre ces palpitations.

Pour pratiquer une ablation par cathéter, le médecin fait passer un mince tuyau depuis l'aine jusqu'au cœur à travers un vaisseau sanguin. Il peut ainsi, par exemple, scléroser avec précision des parties déjà endommagées du myocarde qui troublent le rythme cardiaque. Selon la partie du cœur concernée, une telle intervention peut être menée très rapidement, mais elle peut aussi durer des heures. Les complications, comme des lésions des vaisseaux ou des infections, sont extrêmement rares. Généralement, cet acte se déroule sous anesthésie locale, et on peut quitter la clinique dès le lendemain.

Selon le Compte rendu cardiologique de 2010, une parution allemande annuelle analysant certaines maladies cardiaques et leur traitement, 44 000 ablations de ce type ont été pratiquées en Allemagne pendant l'année en question. Cette technique est employée avec succès pour diverses formes d'arythmie, par exemple pour la fibrillation atriale, le tressautement incontrôlé des atria. Selon une étude espagnole, dans trois cas sur quatre, le cœur des patients est encore libre de toute fibrillation un an après l'intervention. De tels troubles rythmiques ne concernent d'ailleurs pas uniquement les personnes âgées : plus souvent qu'on ne le croirait, il arrive que de jeunes hommes et femmes soient eux aussi touchés.

Périlleuses vacances ventriculaires

Un cœur humain en bonne santé est une machine bien huilée, entraînée par différents moteurs parfaitement coordonnés. Leurs noms : nœud sinusal, nœud atrioventriculaire (ou nœud d'Aschoff-Tawara), faisceau de His et fibres de Purkinje. Ce sont pour ainsi dire des stimulateurs, qui font battre le myocarde grâce à des signaux électriques qu'ils génèrent et transmettent eux-mêmes. Nous verrons plus loin la génialité de leur travail. Observons tout d'abord chacun des composants de la stimulation cardiaque. Le chef d'orchestre de cette stricte hiérarchie est le nœud sinusal. Il détermine la fréquence et la régularité des battements du cœur. Si l'on souffre d'hypertension, de valvulopathie, de cardiomyopathie ou d'hyperthyroïdie, il peut arriver que notre musculature atriale ne suive plus les instructions du nœud sinusal. Au lieu de travailler de manière régulière et rythmée, elle se met à se contracter et à se relâcher sans coordination, entraînant la fibrillation atriale déjà évoquée. Mais cela n'est pas l'unique conséquence grave. La transmission des impulsions électriques en direction des ventricules cardiaques déraille à son tour, et les atria ne sont plus les seuls à trembloter vainement : le pouls devient à son tour irrégulier. Les médecins parlent dans ce cas d'une arythmie absolue.

Imaginez-vous avoir un pouls rapide, de plus de 100 battements par minute, sans avoir fait aucun sport. Vous haletez et ressentez même de véritables difficultés à respirer, ce qui devient effrayant. Vous avez l'impression que votre poitrine est prise dans un étau, la sueur vous dégouline du front – et soudain, une seconde plus tard, vous revoici de nouveau en pleine forme, comme si rien ne s'était passé. Ce que vous venez de vivre n'était pas un infarctus et pas non plus l'effet de votre imagination, mais une fibrillation atriale. Pour l'établir avec précision, on fait aux urgences un électrocardiogramme.

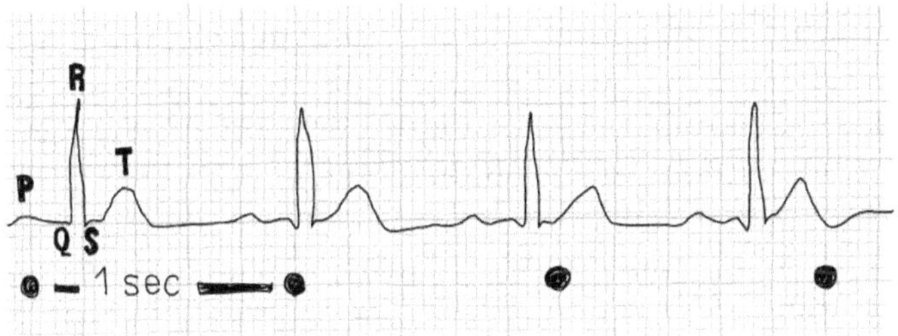

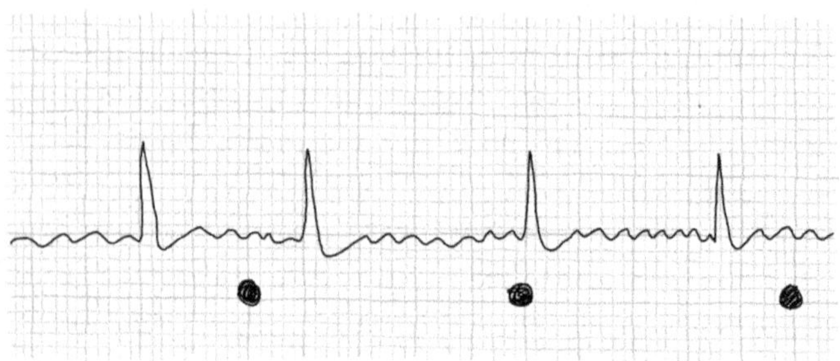

*Avec le **rythme sinusal** (page précédente), tout suit son cours normal dans le cœur. La différence avec la **fibrillation atriale** (ci-dessus) est très visible.*

La fibrillation atriale ne représente aucun risque mortel en elle-même, mais ses conséquences peuvent être dangereuses. Le plus grand péril est celui des tourbillons sanguins apparaissant dans les atria ; ils peuvent entraîner la coagulation du sang, et donc la formation de caillots. Ceux-ci, une fois emportés par le flux sanguin dans la circulation systémique, peuvent arriver dans un vaisseau plus petit, au diamètre trop étroit pour les laisser passer. Un tel caillot, ou thrombus, devient alors une sorte de bouchon vasculaire qui gêne ou empêche totalement l'irrigation de certaines parties du corps. Si cela survient dans le cerveau, c'est l'AVC. Dans l'artère coronaire, le thrombus provoque un infarctus, et dans l'artère pulmonaire, une embolie pulmonaire. Sans intervention médicale très rapide, cela peut être la fin.

Lors de la fibrillation atriale, le cœur se lance pour ainsi dire dans un sprint continu, provoqué par la fréquence cardiaque élevée ; tel un coureur hors d'haleine, il s'essouffle progressivement, jusqu'à finir, dans le pire des cas, par s'arrêter complètement. Donc, une fibrillation de plusieurs jours, voire plusieurs semaines, affaiblit considérablement le myocarde. La conséquence : l'insuffisance cardiaque déjà évoquée.

Mais comment cela peut-il survenir dans une machine bien huilée comme le cœur, et ce, pas uniquement à un âge avancé ? En plus de causes telles que l'infarctus ou la sournoise athérosclérose, un autre déclencheur devient de plus en plus courant, particulièrement chez des sujets jeunes. C'est une substance aux noms multiples. Les chimistes la nomment C_2H_5OH, beaucoup l'appellent spiritueux, eau-de-feu ou combustible. Chez moi, on la surnomme même viatique. Je veux bien sûr parler de l'alcool. Les médecins surnomment d'ailleurs parfois la fibrillation atriale « *holiday heart syndrom* », car elle survient souvent après une consommation excessive d'alcool pendant un festival de musique ou en vacances.

Mais l'alcool n'est pas le seul facteur favorisant la fibrillation atriale. Des maladies de la valve mitrale, diverses anomalies et inflammations cardiaques ou tout simplement le vieillissement en sont des causes fréquentes. Et même si cette affection n'est pas rare chez les jeunes, le risque augmente d'environ 50 % tous les dix ans à partir de la cinquantième année. Les personnes souffrant d'hypertension sont particulièrement exposées – le risque est chez elles presque deux fois plus élevé. Et les maladies qui semblent en apparence plus liées aux poumons qu'au cœur, comme l'apnée du sommeil, c'est-à-dire les ratés respiratoires pendant la nuit, peuvent aussi déclencher la traîtresse fibrillation.

La fibrillation atriale est une des causes les plus courantes d'un séjour à l'hôpital ou d'une visite chez le médecin. Les chiffres sont en augmentation, ce qui est sûrement lié à notre mode de vie « centre-européen ». Mais heureusement, si le nombre de cas est en hausse, celui des traitements efficaces l'est aussi. L'espérance de vie des patients souffrant de fibrillation atriale ne cesse de grimper. S'ils ont aujourd'hui moins de soixante-cinq ans, ils ont de bonnes chances de vivre aussi longtemps que leurs contemporains épargnés par cette maladie. Cela est en partie dû au fait que l'on commence toujours plus tôt à traiter ces anomalies ; la probabilité d'une récidive augmente avec chaque crise de fibrillation, jusqu'à ce que le mal en devienne chronique. C'est en forgeant qu'on devient forgeron, et le cœur sait magistralement s'exercer à la fibrillation.

Si les atria perdent ainsi le rythme pendant une semaine ou plus, on parle de fibrillation atriale persistante, caractérisée par le fait que notre palpitant devient incapable de retrouver son rythme normal sans aide. Cette aide peut prendre bien des formes, comme l'administration de médicaments destinés à soutenir le rythme cardiaque, ou la méthode « coup de poing », mieux connue sous le nom de défibrillation (ou cardioversion), au cours de laquelle on soutient le cœur en y faisant passer des impulsions électriques faibles, mais efficaces.

Si on ne parvient pas à rétablir ainsi le rythme sinusal, le choix de solutions s'amenuise. La priorité absolue va à la fréquence élevée du pouls. On tente de la faire baisser à un niveau tolérable, mais cela ne suffit pas à éliminer le risque de formation de caillots. On essaie donc d'empêcher leur apparition avec des anticoagulants, comme le Marcoumar.

Si le traitement médicamenteux destiné à apaiser la fréquence cardiaque ne fonctionne pas comme prévu, il reste la possibilité de scléroser le nœud atrioventriculaire du tissu nodal (le système de stimulation et de conduction) et de séparer ainsi électriquement les atria des ventricules. Mais cela ne va pas sans difficulté, car les ventricules doivent alors être forcés, à l'aide d'un stimulateur cardiaque, à suivre un mouvement rythmique. C'est une sorte d'horloge artificielle qui remplace le système de stimulation naturel. On peut se l'imaginer comme une bougie d'allumage supplémentaire dans un moteur. Lorsque ces « bougies d'allumage du cœur » ne parviennent plus à faire fonctionner suffisamment le moteur, cet appareil les y aide.

Un stimulateur cardiaque est généralement composé d'un boîtier contenant une pile et jusqu'à trois câbles, nommés électrodes ou sondes. Ces sondes sont reliées au myocarde et contrôlent le rythme des battements. Dès que ceux-ci se font trop lents ou ont des ratés, le stimulateur envoie des signaux électriques qui entraînent des contractions et relâchements du myocarde au bon rythme, pour qu'il batte de manière stable et régulière. En effet, s'il ne le fait pas, le malade risque de perdre connaissance ou d'avoir en permanence des vertiges. Bien souvent aussi, le cœur bat tout à fait normalement aussi longtemps qu'on reste tranquillement vautré sur le canapé, mais ralentit soudain exagérément au moindre effort physique. Dans un tel cas, un stimulateur cardiaque est une véritable bénédiction. (Le saviez-vous ? Le premier fut implanté à un être humain en Suède dès 1958.)

Les stimulateurs modernes ne sont généralement pas plus gros qu'une pièce de 2 euros, et passent donc totalement inaperçus. Il existe différents modèles, mis en place sur ou sous la peau selon que l'appareil doit servir ponctuellement ou à long terme, et un scalpel n'est pas toujours indispensable. Dans certains cas, par exemple, on colle tout simplement une grosse électrode sur la peau, au-dessus du cœur, d'où elle fait alors son travail en envoyant des impulsions électriques régulières. Ces impulsions doivent cependant être relativement puissantes, car il faut qu'elles traversent la peau pour atteindre le myocarde. On n'emploie donc habituellement de tels stimulateurs externes (qu'on appelle aussi « non invasifs », c'est-à-dire qu'ils ne lèsent pas les tissus) qu'exceptionnellement ou lorsque, pour une raison quelconque, il faut aller particulièrement vite.

Une autre manière de stimuler le cœur, pas très appréciée celle-là, est de passer par l'œsophage. On y introduit l'électrode et on l'arrête à la hauteur du cœur. Le stimulateur fournit alors des impulsions électriques au myocarde depuis là. Mais cette technique est assez désagréable pour le patient et reste rarement employée.

Il est également possible de conduire l'électrode jusqu'à la moitié droite du cœur à travers une veine ; le stimulateur lui-même est alors installé à l'extérieur du corps. Toutefois, cette stimulation intracardiaque ne peut qu'être une solution d'urgence temporaire, car chaque liaison entre l'intérieur et l'extérieur du corps ouvre la voie à d'éventuels germes pathogènes, et le danger d'infection n'est pas à sous-estimer. Les germes doivent rester à la porte, et les médecins bloquent donc les accès autant qu'ils le peuvent.

Toutefois, quand on parle de stimulateur cardiaque, on pense en général à un appareil implanté sous la peau, voire sous le muscle pectoral. Cela peut paraître très spectaculaire mais ne représente en fait pour le patient qu'une intervention relativement anodine, ne nécessitant souvent qu'une anesthésie locale. Un tel stimulateur fait battre le cœur en rythme pendant cinq à dix ans.

Mais avant d'en arriver à devoir porter un appareil de ce type, on peut trouver de nombreuses façons de protéger son cœur de l'arythmie. Une des plus agréables : la relaxation – pourquoi ne pas partir en vacances dès aujourd'hui ? Tant qu'on ne se lance pas dans un marathon des bars de plage ni dans des concours de seaux de sangria, le voyage n'aura rien de périlleux.

Stimulateur cardiaque naturel intégré

La musculature de notre cœur se compose de milliards et de milliards de cellules qui se contractent et se relâchent tour à tour, en rythme, sans interruption. Ainsi sont produits les battements cardiaques, qui ne sont donc rien d'autre que des contractions musculaires provoquées par une impulsion électrique.

Un astucieux système de cellules spécialisées est responsable de ces impulsions ; elles créent l'influx et le transmettent jusqu'au myocarde. À la différence d'autres cellules, celles-ci sont indépendantes, c'est-à-dire qu'elles sont capables de produire cette stimulation sans « ordre venu d'en haut ». Leur comportement rappelle celui d'un *workaholic* qui travaille de son plein gré sans aucune pause, et sans attendre que son chef lui remonte les bretelles.

On l'a vu, le nœud sinusal est le métronome principal, ou stimulateur primaire. Ce « chef d'orchestre » est constitué d'un assemblage de cellules spécialisées, situé près de l'atrium droit. Si on me demandait de décrire son emplacement exact, je serais assez embêté, aussi confus que peut parfois l'être le système de navigation de ma voiture. « Tournez au-dessus de la veine cave supérieure et entrez dans l'atrium droit. Votre destination se trouve sur votre gauche. » Je regarde à gauche et je ne vois rien. « Tournez. » Je me retourne. « Votre destination se trouve sur votre droite. » Je viens de regarder et je n'ai rien vu, mais bon. Je joue le jeu, j'observe attentivement, et une fois de plus, rien. « Tournez. » La voix fantôme m'agace de plus en plus, mais j'obéis et continue ma recherche. « Vous êtes arrivé. » La colère m'aveugle. « Navigation terminée. » Super ! Je ne vois absolument rien ! Mais pour une fois, mon navigateur est innocent : le nœud sinusal se trouve bel et bien à l'embouchure de la veine cave supérieure, mais il ne se distingue pratiquement pas des tissus environnants. Mon GPS peut bien m'indiquer dans quelle rue il habite, il ignore le numéro de la maison.

Le nœud sinusal travaille donc de manière complètement indépendante, et ce à une fréquence d'environ 70 impulsions par minute. Les signaux qu'il produit arrivent aux atria et y entraînent une contraction musculaire. Avant cela, les valves situées entre les atria et les ventricules se sont ouvertes afin que le sang puisse les traverser. À présent, la contraction des atria envoie encore quelques millilitres de sang dans les ventricules. Lorsque ceux-ci sont pleins, les valves se referment. Parallèlement, le nœud sinusal transmet son signal au deuxième stimulateur, le nœud atrioventriculaire – qui concerne à la fois les atria et les ventricules. Son nom indique aussi peu ou prou sa position, à la jonction de l'atrium et du ventricule droits. Comme le nœud sinusal, il est en mesure de produire des impulsions électriques de manière totalement autonome.

Si jamais le nœud sinusal abandonne son poste, par exemple à la suite d'un infarctus, le nœud atrioventriculaire est toujours capable de produire 40 à 50 impulsions par minute et de continuer ainsi à faire battre le cœur. Dans un tel cas d'urgence, il constitue pour ainsi dire le générateur de secours du battement cardiaque. Toutefois, en situation normale, il n'agit pas de lui-même, mais transmet seulement les signaux du nœud sinusal.

Il le fait non pas à la vitesse de l'éclair, mais en observant un certain décalage. Grâce à ce délai atrioventriculaire, les muscles atriaux et ventriculaires ne se contractent pas en même temps, mais successivement. Les atria se resserrent les premiers et le sang est propulsé dans les ventricules. Ces derniers se contractent alors à leur tour et envoient le sang dans le système circulatoire et dans les poumons. Accessoirement, le nœud atrioventriculaire est aussi une sorte de « surveillant ». Quand il le faut, c'est-à-dire quand trop d'impulsions arrivent jusqu'à lui, il peut les bloquer – comme le videur d'une boîte de nuit branchée. Cela peut notamment se produire en cas de fibrillation atriale.

Avant d'atteindre les muscles ventriculaires, l'influx électrique parti du nœud sinusal puis passé par le nœud atrioventriculaire traverse aussi le faisceau de His. Celui-ci est situé environ un centimètre plus bas, en direction de la pointe du cœur. Baptisé du nom de son découvreur, Wilhelm His, il est lui aussi capable de s'autostimuler en cas de besoin. Toutefois, sa fréquence de 25 à 40 impulsions par minute est bien plus faible que celle des deux autres « métronomes ». Si les deux nœuds restent inertes, le faisceau de His se voit obligé d'assurer seul le service de stimulation.

Heureusement, ce rythme d'échappement ventriculaire ne survient jamais dans un cœur en bonne santé, parce que le signal arrivant normalement du nœud sinusal ou du nœud atrioventriculaire se superpose à la fréquence propre au faisceau, et que celui-ci s'en tient volontiers aux instructions venues « d'en haut ». C'est un peu comme le jeu du téléphone arabe, mais avec une perte d'informations extrêmement limitée. On qualifie pourtant le faisceau de His de troisième stimulateur, c'est-à-dire de troisième structure dépolarisante du tissu nodal. Le nœud sinusal est pour ainsi dire le chef, tandis que le nœud atrioventriculaire et le faisceau de His sont ses adjoints directs. Ils dictent, transmettent, et d'autres obéissent.

Nous arrivons désormais à un embranchement, et plus exactement à des branches[1]. Le faisceau de His envoie les impulsions électriques dans le septum, la paroi séparant les ventricules, à travers deux branches, une à droite et une à gauche, menant jusqu'à un entrelacs fibreux appelé fibres de Purkinje. Celles-ci font suivre ces délicats signaux aux muscles ventriculaires, qui s'empressent alors de se contracter. Bien que ce réseau soit extrêmement ramifié, il n'atteint pas toutes les cellules musculaires. C'est pour cela qu'il existe entre ces cellules des connexions électriques, aussi appelées synapses électriques[2], qui transmettent ces minuscules

---

1. Elles sont considérées comme faisant partie du troisième stimulateur, avec le faisceau de His.

2. L'appellation anglophone *gap junctions* est également très employée.

impulsions de courant pour qu'elles accèdent à coup sûr au moindre recoin de la musculature.

Dans un cœur en bonne santé, le nœud sinusal est l'élément du tissu nodal qui donne le tempo aux autres, comme un chef d'équipe sur un chantier. Mais pourquoi l'influx ne passe-t-il pas aussitôt des atria aux muscles ventriculaires, d'autant plus que ceux-ci sont directement liés, comme on le constate en observant le cœur de plus près ? Cela est dû à ce qu'on appelle le squelette fibreux du cœur, une paroi faite de tissus conjonctifs, qui sépare les muscles atriaux et ventriculaires et empêche le passage des impulsions électriques. En effet, il faut que les atria se contractent les premiers, seulement suivis des ventricules après un bref délai. Un système vraiment astucieux, n'est-ce pas ?

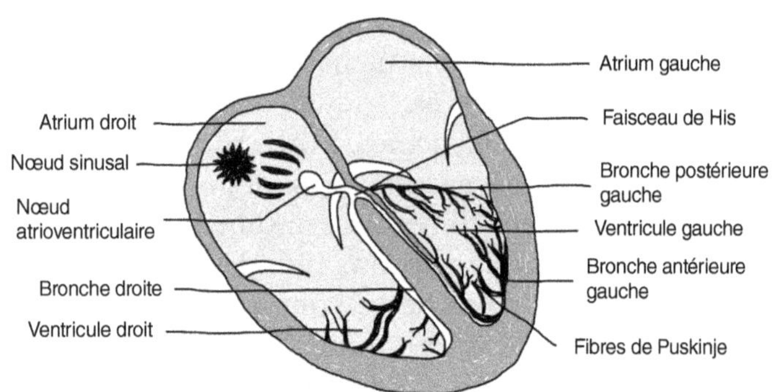

On peut se représenter ainsi le système de cellules de stimulation et de conduction (le tissu nodal).

Non seulement il est important que l'impulsion électrique ne passe pas directement du muscle atrial au muscle ventriculaire, mais il faut aussi que la stimulation se déroule de manière bien ordonnée au sein même du ventricule. Si elle tournait en rond dans un ventricule en étant sans arrêt renvoyée d'un bord à l'autre, ce serait l'horreur: un fonctionnement régulier du cœur serait alors impossible, et avec lui une alimentation fiable en sang de tout le corps.

Heureusement, dans un cœur en bonne santé, un phénomène simple prévient cette catastrophe. Lorsque des cellules musculaires ont été stimulées, il leur faut un bref instant avant de pouvoir réagir à un nouveau signal. (Toute ressemblance avec les hommes juste après un rapport sexuel est une pure coïncidence...) Pendant une fraction de seconde, les cellules restent donc complètement insensibles à toute impulsion électrique. Si une telle impulsion atteint la cellule à ce moment précis, elle s'éteint simplement sans provoquer aucun dommage.

Grâce à son tissu nodal, le cœur dispose donc de son propre stimulateur, une machine vraiment raffinée. Mais même les meilleurs engins peuvent tomber en panne, et doivent alors être réparés. Comme pour une voiture moderne, on utilise pour cela un « boîtier testeur de diagnostic ». L'instrument indique au spécialiste si la stimulation se déroule comme elle le doit dans le cœur ou si, au contraire, quelque chose cloche.

Si tu vois le clocher, le cimetière n'est pas loin

L'électrocardiogramme est de loin la méthode d'examen la plus importante en cardiologie et en médecine d'urgence. Le terme, souvent abrégé en ECG, pourrait se traduire par « enregistrement des flux cardiaques ». Il permet d'établir une représentation de l'activité électrique du cœur sous forme de ligne ou de courbe. Toutes les cellules musculaires doivent être stimulées avant chaque action du cœur, et ce phénomène est enregistrable.

Si l'on considère la musculature cardiaque comme un moteur, sa stimulation constitue pour ainsi dire l'étincelle d'allumage. Pour l'enregistrer, on colle sur la poitrine des électrodes chargées de relever les activités électriques des fibres musculaires du cœur, et plus précisément les variations de tension électriques. Les valeurs ainsi mesurées sont représentées par une ligne sur un écran ou une feuille imprimée.

Il existe diverses formes d'ECG. La plus connue est celle dite « de repos », établie un jour ou l'autre pour chacun de nous par son médecin généraliste, et qui ne prend que quelques minutes. Cette méthode de mesure est très appréciée en médecine d'urgence. Elle a toutefois un inconvénient : ce qui apparaît à l'écran, ce qu'on peut voir et interpréter, est uniquement ce qui se passe en direct dans la cage thoracique à l'instant précis de l'examen. L'ECG de repos ne convient donc pas pour un patient qui se plaint de ratés cardiaques pendant l'effort mais ne présente aucun symptôme ni aucune anomalie quand il est au calme. Il est préférable de lui faire passer un électrocardiogramme d'effort, aussi appelé test d'effort. Le patient, en position assise ou à moitié allongée, fournit pendant un petit quart d'heure un effort physique, en général pédaler comme sur un vélo ou dans un pédalo pour activer une manivelle. La charge est progressivement augmentée jusqu'à ce que le patient n'en puisse plus, ou qu'il devienne dangereux de le faire s'agiter ainsi plus longtemps. Plus la personne se rapproche de sa capacité maximale d'effort, plus la mesure est significative, mais par sûreté, on interrompt tout de même l'examen quand le pouls atteint une fréquence de 220 battements par minute diminuée de son âge en années, par exemple 150 pour un patient âgé de soixante-dix ans.

Pendant l'effort, la tension et la fréquence du pouls sont mesurées régulièrement, mais surtout, l'ECG est établi en situation d'effort croissant ; on observe si les valeurs se modifient, et comment, ou si le patient est pris d'arythmie, de douleurs pectorales, de vertiges ou de difficultés respiratoires. Il faut ensuite continuer les mesures pendant qu'il se repose, car c'est seulement ainsi qu'on obtient une vue d'ensemble de sa forme physique. Plus son état de santé est bon, plus sa fréquence cardiaque et sa tension se normalisent rapidement.

Une autre technique existe encore, plus contraignante : l'établissement d'un ECG à long terme, appelé holter (du nom de l'appareil) ; le patient doit conserver sur lui pendant un à trois jours cet électrocardiographe portatif qui enregistre en permanence les activités de son cœur. Cela permet de déterminer si le rythme cardiaque est toujours normal ou s'il se modifie de manière inquiétante lors d'efforts physiques quotidiens (par exemple pendant un rapport sexuel, quand on tire un penalty, ou lorsqu'on pète les plombs pendant un concert d'André Rieu).

On peut aussi renvoyer le patient chez lui avec un enregistreur d'événements. Cet appareil est pratiquement identique au holter, avec électrodes sur la poitrine et tout le tralala, mais il n'enregistre les activités cardiaques que lorsque le patient appuie sur un bouton. Sans cela, aucun relevé n'est établi.

Si on peut déduire la présence de problèmes cardiaques depuis un électrocardiogramme, c'est uniquement parce que les modifications pathologiques ont des effets mesurables sur l'activité du cœur. Si, par exemple, notre tissu nodal, et donc le travail cardiaque, est perturbé à la suite d'un infarctus, la ligne de l'ECG présente des différences caractéristiques par rapport à celle d'un cœur en bonne santé. Les zigzags sont au mauvais endroit ou totalement absents, leur écart peut varier ou, au pire, en cas d'arrêt cardiaque, l'appareil n'affiche plus qu'une ligne droite constante.

L'électrocardiogramme d'un cœur sain ressemble à ça :

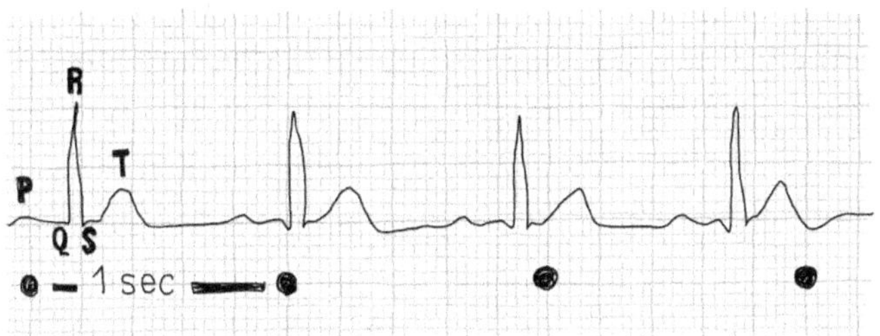

Voici un rythme sinusal normal.

On désigne les divers crans et ondes de gauche à droite par les lettres P, Q, R, S et T. Pourquoi pas A, B, C, D et E, honnêtement, je l'ignore. Je présume que cela vient du système de coordonnées cartésien du mathématicien René Descartes, dans lequel un point donné est toujours signalé par un P majuscule. Mais peu importe. Le principal, c'est que tout le monde comprenne le sens de ces indications.

L'onde P est créée par la stimulation des atria, donc par la production d'une impulsion électrique dans le nœud sinusal et la stimulation atriale qui s'ensuit. Apparaît ensuite le plus gros cran de l'ECG, ce qu'on appelle le complexe QRS, avec les petits Q et S dirigés vers le bas et le cran R qui s'élève entre eux. Il est produit par la contraction ventriculaire, dont le début et la fin sont respectivement marqués par les crans Q et S.

Il ne manque plus que l'onde T. Elle indique la relaxation (ou repolarisation) des ventricules et est pointée vers le haut parce que l'opération se déroule dans l'autre sens, de la pointe du cœur vers sa base. On distingue parfois après le T une onde supplémentaire, baptisée onde U (non représentée sur l'illustration), qui est généralement due à des oscillations de la repolarisation.

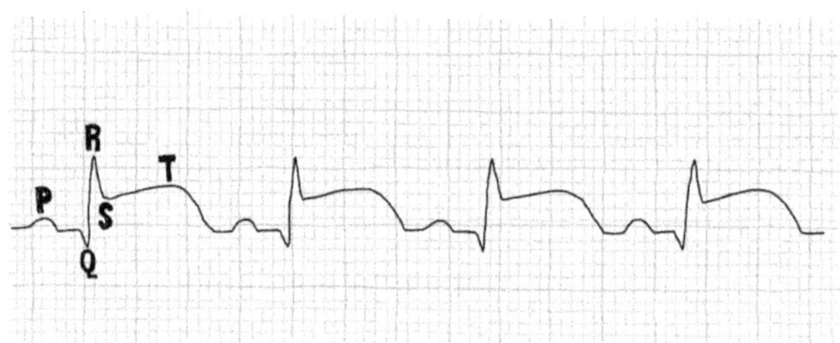

La position élevée du segment ST indique un infarctus.
Il ressemble à une église, clocher inclus.

Par ailleurs, on divise la ligne de l'ECG en intervalles distincts. Pour la médecine d'urgence, le plus intéressant est le segment ST. Il est distinctement modifié quand un infarctus a provoqué un manque d'oxygène. La ligne de l'électrocardiogramme ressemble alors un peu au clocher d'unc église. On a pour cela inventé chez nous une phrase permettant de s'en souvenir : « Si tu vois le clocher, le cimetière n'est pas loin. » J'avoue que c'est assez macabre, mais de tels dictons aident vraiment à retenir pas mal de choses. Et c'est particulièrement utile pour l'ECG, dont le diagnostic et l'interprétation constituent une science à part entière.

Une des anomalies les plus fréquentes relevées dans un ECG est la tachycardie sinusale, une activité cardiaque accélérée avec plus de 100 battements par minute. C'est normal chez les jeunes enfants, mais chez l'adulte, une telle fréquence signale en général que le cœur envoie trop peu de sang et essaie désespérément de compenser la sous-alimentation du corps en battant comme un fou. Cet état peut par exemple être dû à une blessure saignant abondamment ou à un choc, mais aussi être la conséquence d'une inflammation du myocarde ou d'une insuffisance cardiaque. Même le dégoût et la peur, comme ceux qu'éveillent par exemple en moi les manifestations de néonazis, peuvent mettre le cœur à rude épreuve. Pourtant, cette accélération ne gêne pas la coopération bien ordonnée de la stimulation des atria et des ventricules – c'est juste que tout va beaucoup trop vite.

Et, de même que l'énervement ou la peur peuvent faire augmenter significativement le pouls (*cf.* les néonazis), il n'est pas rare que les patients se trouvant en salle de consultation aient un pouls plus élevé que la normale. Les explications parfois compliquées données par le médecin n'aident pas nécessairement à chasser l'angoisse. Il est donc utile d'avoir déjà entendu au moins une fois les termes de base du diagnostic de l'électrocardiogramme avant de se rendre à un tel rendez-vous, afin de ne pas se sentir complètement dépassé par le jargon médical.

L'inverse de la tachycardie est la bradycardie sinusale, qui voit le cœur battre à une fréquence anormalement lente, inférieure à 60 battements par minute. On l'a vu, cela n'a rien d'inhabituel chez les sportifs de haut niveau au repos, mais cela peut également être dû à une surdose de médicaments, un infarctus, une hypothyroïdie, un refroidissement ou à ce qu'on appelle le syndrome du sinus malade, *sick sinus syndrom*. Ce terme regroupe plusieurs troubles du rythme cardiaque trouvant leur origine dans des lésions des tissus du nœud sinusal. Dans ce cas, notre grand chef d'orchestre lui-même se retrouve sérieusement patraque.

Lorsque l'écart entre les battements du cœur varie en permanence sur l'ECG, on a affaire à une arythmie sinusale. Une telle anomalie peut aussi être provoquée par l'inspiration et l'expiration, mais cette explication s'applique bien davantage aux enfants et adolescents qu'aux adultes.

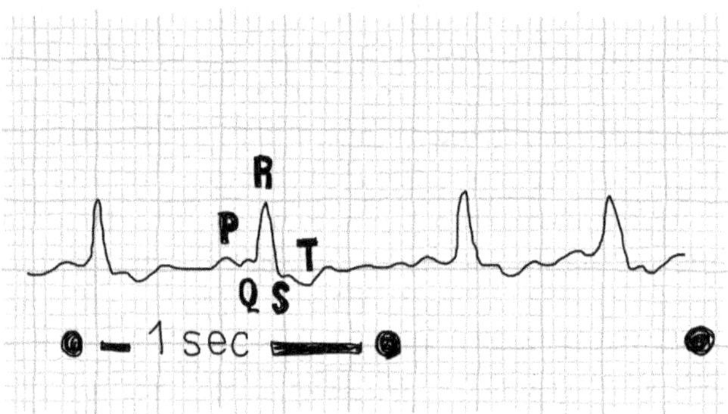

En cas d'arythmie sinusale, l'écart entre les complexes ventriculaires est irrégulier.

La déviation par rapport au rythme sinusal normal est plus que frappante en cas de fibrillation atriale, un des troubles du rythme cardiaque les plus courants. Comme on l'a vu, les atria travaillent alors de manière complètement irrégulière. Si une partie de leur musculature est contractée, une autre peut être relâchée au même moment, transformant la ligne de l'ECG en un gribouillis sauvage au niveau du complexe QRS, là où devraient se trouver des pics P et T bien nets. C'est facile à voir : l'impulsion erre alors au hasard dans l'atrium et les cellules musculaires se contractent non pas en même temps, mais sans obéir à aucun système. Vous savez désormais que faire dans un tel cas, de l'administration de médicaments anticoagulants à la pose d'un stimulateur cardiaque, car vous l'avez lu dans le chapitre « Périlleuses vacances ventriculaires ».

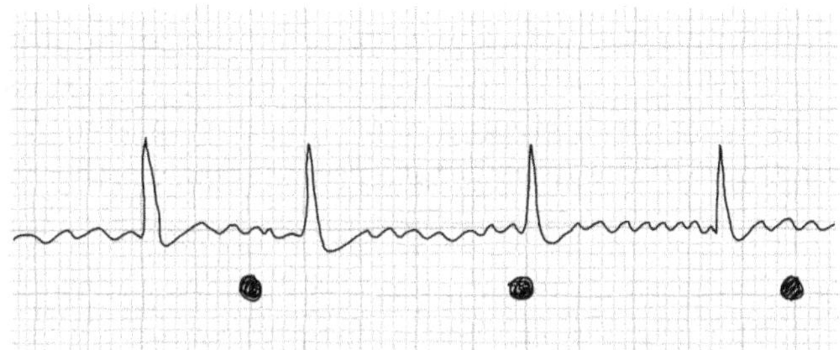

En cas de fibrillation atriale, on ne voit en dehors du complexe du ventricule que des «gribouillis».

Un trouble particulièrement fascinant, et que l'on rencontre régulièrement à l'hôpital et en tant que secouriste, est le bloc atrioventriculaire[1]. Dans ce cas, la conduction de la stimulation des atria aux ventricules est retardée, voire par moments complètement interrompue.

Selon sa gravité, la maladie est classée en trois degrés. Le premier désigne un stade où la transmission de l'influx de l'atrium au ventricule est retardée de manière souvent si minime qu'en général, la personne touchée ne s'en aperçoit pas, et qu'aucun traitement n'est nécessaire. À l'inverse, le bloc atrioventriculaire de troisième degré, appelé aussi « complet », interrompt entièrement la transmission de l'influx entre atrium et ventricule. La suite logique est ici la plupart du temps la pose d'un

1. Encore appelé bloc AV.

stimulateur cardiaque. En effet, sans l'influx transmis par l'atrium, le ventricule n'a que deux possibilités : espérer que les cellules stimulatrices du nœud atrio-ventriculaire interviennent et assurent sa stimulation (c'est le rythme d'échappement ventriculaire), ou bien s'arrêter purement et simplement. Toutefois, même si les cellules stimulatrices entrent en jeu, le rythme cardiaque est trop ralenti pour permettre de bien vivre, une situation qui ne s'arrange hélas pas d'elle-même.

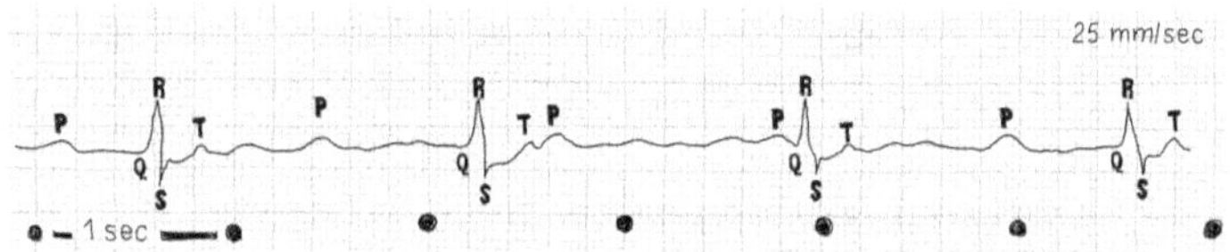

En cas de bloc AV grave, la stimulation atriale (onde P) est découplée de la stimulation ventriculaire (complexe QRS).

Dans le schéma ci-dessus, on voit que les ondes P de la stimulation atriale et les complexes QRS d'activité des ventricules se déroulent tout à fait indépendamment les uns des autres. Une rupture lourde de conséquences vient de se produire dans le cœur ; les documents du divorce ont été envoyés, et on ne se parle plus. Cher atrium, mon avocat te contactera !

La survenue d'une fibrillation ventriculaire est extrêmement grave. Si aucun secours n'est apporté aussitôt, la mort est quasi inévitable, car lorsque les ventricules fibrillent, les cellules musculaires cardiaques tressaillent toutes dans un tel désordre qu'on ne décèle plus aucun pouls. Le cœur n'envoie donc plus du tout de sang dans le corps. Le malade perd connaissance en quelques secondes et, au bout de quelques minutes, à cause du grave manque d'oxygène, le cerveau ne fonctionne plus que comme une calculette à énergie solaire un jour d'éclipse.

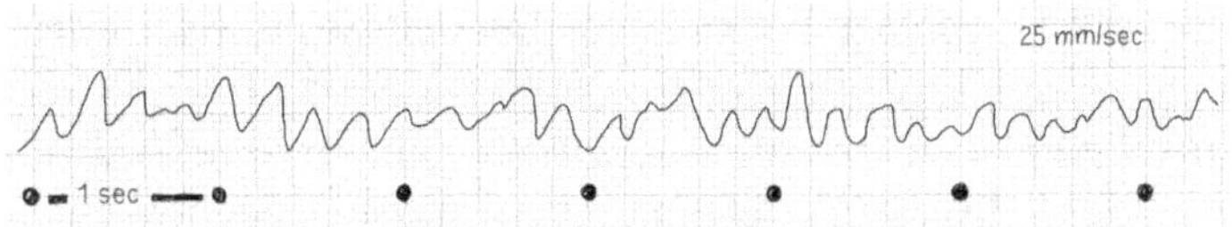

Le myocarde se contracte sans obéir à aucun système, tressaille et se relâche. Il faut de toute urgence défibriller et ranimer!

L'ECG est un appareil indispensable pour déterminer ce qui se passe dans le cœur et à ses alentours. Mais quelle que soit son importance, il convient, comme pour tout engin technique, de ne pas se fier aveuglément à ce qu'affiche l'écran. Je l'ai compris en voyant pour la première fois un médecin prendre son élan pour donner à une patiente un coup de poing précordial. Lorsqu'on voit en direct un cœur glisser dans la fibrillation ventriculaire, un coup assené fortement sur la poitrine est une méthode radicale qui peut faire reprendre le bon tempo au rythme cardiaque, du moins temporairement.

Dans ce cas concret, toutefois, c'était seulement une électrode de l'ECG qui s'était détachée de la patiente endormie. Alors même qu'elle avait un rythme cardiaque intact, l'écran de l'appareil affirmait tout autre chose. Il aurait été judicieux de chercher son pouls du bout des doigts, mais le médecin ne voulut pas perdre de temps, et frappa un grand coup. Ce fut non seulement extrêmement douloureux pour la patiente, mais aussi terriblement embarrassant pour le praticien qui, quand il comprit son erreur, tomba à genoux devant elle pour lui présenter ses excuses.

Il avait pourtant agi avec les meilleures intentions, car pour amener l'ensemble des cellules musculaires cardiaques à reprendre une action coordonnée, il faut employer des moyens draconiens. Dans une telle situation, les cellules se comportent comme des écoliers dans une classe sans surveillance, se livrant aux pires âneries et à un joyeux tapage jusqu'à ce que quelqu'un entre dans la salle et claque violemment la porte derrière lui. Normalement, le silence se fait alors d'un coup, et tous se remettent à travailler avec concentration. Dans le cas de la fibrillation ventriculaire, le mieux est de confier ce claquement de porte à un défibrillateur : il crée un fort courant électrique qui permet d'arrêter la stimulation chaotique des cellules musculaires cardiaques. Dans l'idéal, elles sont alors de nouveau en mesure de suivre les instructions du tissu nodal et de reprendre leurs activités dans le bon ordre.

De nos jours, les défibrillateurs[1] ne sont plus réservés aux hôpitaux et aux ambulances, on en trouve aussi dans de nombreux lieux publics, tels que les gares et les piscines. Si vous faites un jour la désagréable expérience de découvrir dans la rue ou au bord d'un bassin une personne sans pouls décelable, pas une seconde à perdre : placez le plus vite possible l'engin sur la poitrine de la victime et enfoncez énergiquement le bouton. En osant agir ainsi, vous sauverez sans doute une vie !

1. Plus de détails dans le chapitre suivant, « Quit playing games with my heart ».

Quit playing games with my heart

Imaginez-vous que vous marchez tranquillement dans la rue ; soudain, vous apercevez à quelques mètres devant vous une personne gisant à terre, sans connaissance. La réaction normale serait de se précipiter pour vérifier si tout va bien. L'individu cuve-t-il simplement une cuite, ou bien fait-il un câlin au macadam parce qu'il est malade ? On confond souvent les gens en hypoglycémie avec des fêtards saouls. Dans les deux cas, le secours est indispensable. Faut-il appeler les urgences ou simplement l'aider à se relever ? Vous ne le saurez qu'en prenant votre courage à deux mains, en lui adressant la parole et lui proposant votre aide.

Malheureusement, la réaction la plus fréquente est de changer discrètement de trottoir en faisant mine de n'avoir rien vu. Pourquoi ? La faculté de psychologie appliquée de Heidelberg a cherché une explication en examinant attentivement le « comportement d'aide » de passants confrontés à des situations d'une urgence évidente – avec des résultats effrayants. Le premier théâtre de ces opérations était un supermarché. Des étudiants y filmèrent en caméra cachée la réaction des gens quand le sac de courses d'un autre client éclatait près d'eux, faisant dégringoler au sol paquets de toasts, fruits, conserves et pots de yaourt. D'autres élèves comptèrent le nombre de personnes prêtes à aider une femme en fauteuil roulant à monter dans le RER.

Dans une troisième situation enfin, les étudiants employèrent un cobaye prétendant être malade afin d'examiner le comportement d'aide adopté en cas d'urgence médicale. La première fois, le patient-comédien était assis sur un banc d'une zone piétonnière, la seconde, il se tordait de douleur, apparemment fort mal en point, devant une gare. Les deux situations étaient consciemment mises en scène de manière à ne pas provoquer le dégoût ni à laisser penser aux potentiels secouristes amateurs qu'ils couraient un danger quelconque, mais chacune d'elles était « aisément identifiable comme une urgence[1] », indique le directeur de l'étude.

Les étudiants notèrent le nombre de personnes qui passèrent devant sans réagir, et demandèrent à ceux qui portèrent secours à l'acteur leur âge et surtout la raison de leur comportement. Réponse la plus fréquente : lui venir en aide leur semblait être une évidence. Apparemment, ce n'était pas du tout aussi évident pour la majorité des passants. Certains reprochèrent même bruyamment au prétendu malade de leur barrer le passage.

Cette étude de terrain fut conduite durant plusieurs semaines. Pendant ce laps de temps, 94 personnes proposèrent leur aide au soi-disant malade tandis que 6 924 (!) passants l'ayant parfaitement vu se contentèrent de poursuivre leur chemin sans rien entreprendre. Un

1. Le comédien se tenait le ventre et gémissait, plié en deux.

résultat terrifiant ! Qu'est-ce qui pousse les gens à ignorer purement et simplement un de leurs semblables manifestement en détresse ?

Il existe plusieurs théories à ce sujet. L'une d'elles accuse ce qu'on appelle « l'effet du témoin » (ou *bystander* en anglais) : plus le nombre de personnes présentes, et donc de témoins potentiels, est élevé, plus les gens tendent à banaliser une situation d'urgence. Je connais moi-même ce phénomène. Il y a peu, alors que je venais de descendre du train à la gare centrale de Berlin, ma mère m'a rudement secoué par l'épaule en s'écriant, effrayée : « Il y a quelqu'un couché par terre ! » Je me retournai et vis effectivement, au bout du quai, un homme allongé au sol. Il ne bougeait pas, et il était très improbable qu'il soit juste en train de faire une petite sieste.

Au moins 300 personnes se trouvaient dans les environs immédiats, et toutes lui jetaient des coups d'œil curieux sans pour autant lever le petit doigt. Je fus bel et bien le seul à faire quelque chose. Quand je me penchai vers l'homme manifestement en détresse, j'entendis même quelqu'un siffler dans mon dos d'un ton méprisant : « Il est bourré, c'est tout ! » Certes, l'homme était bel et bien saoul, mais il s'était blessé en tombant et avait donc besoin d'aide.

Tandis que ma mère et moi nous occupions de lui, une femme nous rejoignit et proposa son assistance. Et soudain, une véritable vague de solidarité se souleva. C'est typique d'une telle situation : les témoins minimisent l'événement jusqu'au moment où quelqu'un prend enfin l'initiative. La faute à une sorte d'effet d'autoapaisement : « Si la situation était vraiment grave, quelqu'un serait sûrement déjà intervenu. »

Un autre phénomène bien connu joue lui aussi un rôle décisif : ce qu'on appelle la dilution de responsabilité. À Vienne, j'ai vécu pendant un an en colocation avec cinq autres jeunes hommes. Dans la cuisine, la vaisselle sale s'empilait souvent jusqu'au plafond. Cela n'enchantait aucun de nous, mais personne ne se sentait responsable. Inconsciemment, nous répartissions entre nous la responsabilité de ce chaos – voilà ce qu'on appelle la dilution de responsabilité. Tant que personne ne fait le premier pas, les autres préfèrent attendre – jusqu'à ce que de nouveaux colocataires surgissent, à six pattes ceux-là, sans payer de loyer, et que des paysages colorés fleurissent sur les assiettes.

Si les gens s'abstiennent d'aider, c'est aussi par crainte de faire empirer la situation en intervenant, c'est-à-dire par peur d'échouer ou de se ridiculiser. Je peux bien le comprendre, cela m'est déjà arrivé. Je me souviens de la première réanimation de ma vie. J'avais quinze ans et j'attendais le train à Hanovre en début de soirée, presque seul sur le quai numéro 4. Une annonce résonna soudain des haut-parleurs : « Si un médecin se trouve dans la gare, il est prié de se rendre le plus vite possible au quai numéro 4 ! »

Je n'étais pas médecin, mais je me sentis tout de même interpellé et jetai des coups d'œil furtifs autour de moi. À cinquante mètres de là, une femme âgée gisait effectivement par terre, le visage tourné vers le haut, mais complètement immobile. Mon Dieu, que faire ? Étant pratiquement le seul à pouvoir aider, je me dirigeai vers elle contraint et forcé. Mon cœur battait comme un marteau-piqueur, j'avais les jambes flageolantes, et j'avançais de plus en plus lentement. Pourvu qu'un médecin apparaisse ! Je regardai encore alentour, mais personne n'approchait.

Une fois arrivé près de la femme, je la fixai craintivement pendant dix bonnes secondes sans remuer le petit doigt. Elle avait le visage blanc comme plâtre et la bouche entrouverte. Ses lèvres tressaillaient à intervalles irréguliers, comme celles d'un poisson hors de l'eau. Complètement impuissant, je ne cessais de jeter partout des regards paniqués. Toujours personne en vue pour m'aider.

Je me secouai enfin, pris une profonde inspiration et tentai de me souvenir de mon stage de premiers secours. Après tout, je m'étais déjà entraîné à une telle situation, même si ce n'était que sur un pantin. Poser la main sur un véritable être humain fut à ce moment-là le plus grand défi de ma vie. J'adressai la parole à la femme et la secouai par l'épaule. « Hé ! Vous m'entendez ? » Pas de réaction. « MADAME ? ! » m'exclamai-je plus énergiquement en accentuant mon geste. Toujours rien. Elle était inconsciente. Je contrôlai sa respiration et son pouls comme je l'avais appris. Pas de bruit de respiration, pas de pouls décelable.

Bon, alors on y va ! Je commençai par deux insufflations en bouche-à-bouche puis me lançai dans le massage cardiaque[1]. CLAC ! La première côte était cassée. Je m'excusai et continuai. Au bout de quatre cycles, je contrôlai de nouveau sa respiration et son pouls. Toujours rien ! Je

1. J'avais appris à l'époque qu'un cycle était dans l'idéal constitué de quinze pressions et deux insufflations. Aujourd'hui, il existe aussi d'autres prescriptions, que j'explique plus bas.

continuai donc, encore et encore. CLAC ! Seconde côte cassée. Cette fois, je m'abstins de m'excuser.

Alors que je répétais l'opération pour la troisième fois, un homme s'approcha tranquillement de nous en léchant une glace.

— Salut, je suis médecin. Qu'est-ce qui se passe, ici ? demanda-t-il d'un ton décontracté.

— Qu'est-ce que vous croyez ? aboyai-je, stressé, pour toute réponse. Aidez-moi !

Il hocha la tête posément et posa son pot de glace par terre.

— Est-ce que vous pouvez vous occuper de la respiration ? demandai-je.

Il acquiesça en silence. Nous pratiquâmes ainsi la réanimation pendant quelques minutes, qui me parurent des heures. Après ce qui me sembla être le vingtième cycle, j'entendis enfin les sirènes d'une ambulance, et sentis soudain un pouls sous mes doigts. La respiration revint aussi, faible mais distincte. Nous mîmes prudemment la vieille dame en position latérale de sécurité alors que les secouristes arrivaient.

Je n'ai plus jamais ressenti la peur de l'échec aussi fortement que ce soir-là. Et je n'oublierai jamais non plus à quel point cette crainte m'a paralysé, me terrassant même complètement pendant un moment. Aujourd'hui, je sais qu'il est tout à fait normal d'avoir peur et d'hésiter quand on se trouve dans une situation de stress inhabituelle. Mais le seul moyen de le surmonter, c'est d'affronter la difficulté. Dans le doute, il vaut toujours mieux tenter quelque chose d'imparfait que de ne rien faire du tout. Il est hors de question d'abandonner quelqu'un en détresse, surtout en cas d'arrêt cardiaque ! Dans cette situation, que peut-il arriver de pire que la mort ? Quelques côtes cassées pendant la réanimation ? Sûrement pas, d'autant que chez les personnes âgées, les côtes se brisent très facilement. On est bien obligé de faire avec.

Alors si quelqu'un a besoin d'aide, prenez votre courage à deux mains et allez-y, sur-le-champ !

Un nombre peut vous aider : 110. C'est une indication de rythme très utile pour qui n'a aucune expérience en matière de réanimation. Depuis ma mésaventure sur le quai de la gare, la American Heart Association a modifié ses directives de réanimation pour les amateurs. Faisons défiler mentalement ces recommandations sur l'attitude à adopter. Imaginez-vous dans la même situation que moi ce soir-là à la gare. Vous vous dirigez (d'un pas, je l'espère, plus décidé que le mien) vers une personne ayant besoin de votre aide. La première chose à faire est d'établir si le malade est conscient. Si oui, il suffit souvent d'entamer la conversation pour déterminer la suite des événements. En général, les personnes en difficulté expliquent d'elles-mêmes ce qui ne va pas.

Si votre patient est inconscient et ne présente aucun signe de vie, assurez-vous le plus vite possible que les urgences soient appelées. Si vous êtes dans un lieu public, il est possible qu'un défibrillateur automatique se trouve dans les parages. Demandez à quelqu'un d'aller le chercher. Pendant ce temps, contrôlez la respiration. Le plus pratique pour cela est de vous agenouiller au sol près du patient et de placer l'oreille au-dessus de sa bouche et de son nez, les yeux tournés vers les pieds. Vous pourrez alors sentir son souffle sur votre joue et voir en même temps si sa poitrine se soulève et s'abaisse.

Si la personne respire, mettez-la prudemment en position latérale de sécurité. Jadis, on apprenait pendant les stages de secourisme comment y parvenir en cinq étapes, aujourd'hui, la méthode recommandée n'en comporte plus que trois. Mais d'après mon expérience, ces détails ne font que perturber la plupart des volontaires. Le mieux est de se souvenir à quoi sert la PLS : elle devient alors directement compréhensible. L'important, c'est qu'elle permette la respiration. En effet, il arrive souvent aux personnes inconscientes de vomir, et en PLS, le vomi peut s'écouler de la bouche sans risquer d'arriver dans les voies respiratoires.

Si aucune respiration n'est perceptible, vous devez aussitôt commencer la réanimation. Il serait bon maintenant d'avoir un défibrillateur sous la main. Le « défibrillateur entièrement automatique », DEA, est conçu pour que même des profanes absolus puissent s'en servir. Il comporte des indications visuelles sur un écran ou des instructions diffusées par haut-parleur expliquant son emploi en détail. De plus, il vérifie lui-même si le patient doit être « choqué » ou réanimé. Toutefois, si un tel engin n'est pas disponible, vous devez passer vous-même à l'action.

Il n'est plus utile de contrôler le pouls ; vous pouvez partir du principe qu'en cas d'absence de respiration, le cœur s'est lui aussi arrêté. Selon les nouvelles directives de l'American Heart Association, on peut sans problème renoncer au bouche-à-bouche pendant la réanimation. C'est une bonne nouvelle, car vous n'avez sans doute pas très envie de coller votre bouche sur le visage d'une personne peut-être pas très propre, et en tout cas

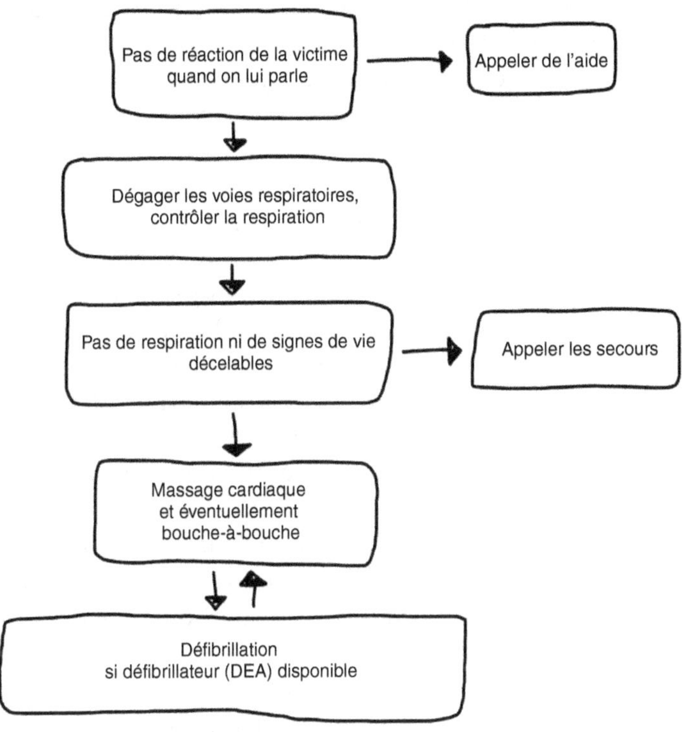

Schéma des étapes de la réanimation.

complètement inconnue. De fait, on a établi qu'il était beaucoup plus utile de procéder au massage cardiaque en continu, et de rétablir ou de maintenir ainsi la circulation sanguine, que d'interrompre régulièrement ce geste crucial pour se livrer à des insufflations d'air pas forcément indispensables. Les réserves d'oxygène du sang sont suffisantes pour quelques minutes, laps de temps au bout duquel les secouristes professionnels sont normalement sur place et prennent les choses en main. De plus, le massage cardiaque est déjà suffisamment compliqué pour quelqu'un qui ne l'a encore jamais pratiqué. Mais comment l'effectuer, exactement ?

Commencez par dégager la poitrine – celle de la malheureuse personne allongée là devant vous, pas la vôtre. Ouvrez sa veste, sa chemise, relevez son pull et son T-shirt, jusqu'à voir le sternum. Cherchez ensuite le point de pression. Chez la plupart des gens, il se trouve à mi-chemin entre les mamelons. Mais que faire en présence d'un gars corpulent avec lequel cette fameuse méthode « *between the nipples* » vous ferait atterrir au nombril ? Il faut dans ce cas palper du bout des doigts le bord inférieur du sternum, au centre aussi, jusqu'à trouver son extrémité. Une fois que vous l'avez découverte, posez dessus l'index et le majeur de la main gauche si vous êtes droitier, puis placez le talon de la main droite au-dessus de ces deux doigts. Si vous êtes gaucher, logiquement, faites l'inverse.

Ce qui compte à présent, c'est la vitesse à laquelle effectuer les pressions. C'est là que réapparaît le 110 : le rythme optimal est de 100 à 120 pressions par minute. Il n'est pas si facile de maintenir un rythme aussi élevé à long terme ; quel merveilleux hasard, donc, que le tempo de chansons telles que « Staying Alive » des Bee Gees, « Quit Playing Games with my Heart » des Backstreet Boys ou encore « Highway to Hell » d'AC/DC, ma chanson de réanimation préférée, correspondent précisément à ce rythme de 100 à 120 pulsions par minute. Évidemment, « Staying Alive » est celle qui colle le mieux à la situation… Si vous êtes plus traditionaliste, la *Marche de Radetzky* fonctionne aussi. Chantez donc dans votre tête, mais surtout pas à voix haute, pour éviter de vous attirer la colère de l'assistance !

Venons-en à la question suivante, celle de la bonne profondeur de pression. Une réanimation, c'est du sport : même sans casser de côtes, assurer le travail du cœur pendant un assez long moment est épuisant. Incroyable qu'en temps normal, ce petit bonhomme y arrive tout seul, non ? Afin que le cœur soit réellement massé à travers la peau et la cage thoracique, la profondeur de pression doit être de trois à cinq centimètres. Si vous faites tout correctement, le visage du patient va perdre assez rapidement sa couleur blafarde pour progressivement redevenir rosé. Toutefois, si vous cassez cinq côtes lors des trois premières tentatives, il est probable que vous appuyez trop fort. La profondeur de pression diffère d'une personne à l'autre. De manière générale, disons qu'il faut appuyer beaucoup moins énergiquement sur la poitrine d'un petit maigrelet que sur celle d'un bodybuilder de 150 kg.

Enfin, le plus important : n'arrêtez le massage cardiaque que quand quelqu'un d'autre prend le relais ou que vous devez éviter un danger immédiat. En tant que secouriste, il m'est souvent arrivé de constater que le volontaire avait interrompu ses efforts en entendant approcher la sirène de l'ambulance. Cela peut réduire à néant tous les résultats obtenus jusque-là. Continuez donc à pomper jusqu'à l'arrivée de la relève !

Le mieux est de vous entraîner à tous ces gestes au cours d'un stage de secourisme. De tels cours sont organisés un peu partout, et peu coûteux. Mais dans ce cas aussi, c'est en forgeant qu'on devient forgeron. Un enseignement des premiers secours suivi sans grand enthousiasme il y a trente ans au moment où vous avez passé votre permis[1] ne vous sera sans doute pas d'une grande aide. J'en sais quelque chose : une personne bien formée aux premiers secours peut affronter la vie de manière bien plus assurée et détendue, car elle n'aura pas à craindre d'être dépassée par les événements lors d'une situation d'urgence.

J'ai récemment discuté avec un élève d'école primaire qui, en rentrant un jour chez lui, a découvert son père inconscient dans la salle de séjour. Sans hésiter, il a appelé les secours puis a couru chercher le médecin, dont le cabinet se trouvait par chance à quelques maisons de là. Ensuite, tout est allé très vite : l'ambulance est arrivée, suivie peu après d'un hélicoptère de secours qui a transporté le malade jusqu'à l'hôpital le plus proche. Il fut établi qu'il venait de subir un AVC grave. Sans l'intervention énergique de son fils, il serait sans aucun doute décédé. Un vrai héros !

1. Procédure obligatoire en Allemagne quand on passe son permis de conduire. *(N.d.l.T.)*

Panne de moteur

Un jour ou l'autre, un moteur finit toujours par lâcher. Si la carrosserie est encore en bon état à ce moment-là, le garagiste installe en général un moteur de rechange. C'est presque la même chose quand les performances de notre cœur s'affaiblissent de plus en plus et qu'il jette finalement l'éponge – à la différence que le garage est une salle d'opération, et le mécanicien un chirurgien cardiaque qui pose un cœur de rechange. Cette intervention, mieux connue sous le nom de transplantation cardiaque, a été pratiquée avec succès pour la première fois en 1969, et est aujourd'hui une opération de routine. En 2014, en Allemagne, presque trois cents cœurs malades ont ainsi été remplacés par un organe de donneur, qui fonctionne ensuite normalement sans accroc, tout comme un moteur de rechange.

Mais comment obtient-on un cœur à greffer? Impossible d'aller simplement l'acheter chez un revendeur. Un médecin peut en passer commande, mais fatalement, les cœurs sont rares et la demande bien plus élevée que l'offre. Chaque malade ne peut donc pas recevoir tout de suite un nouvel organe. De plus, on ne peut pas implanter à n'importe qui le cœur de n'importe quel défunt. Donneur et receveur doivent avoir le même groupe sanguin, et la taille et le poids des deux personnes ne doivent pas différer de plus de 15 %.

Et puis, pour intégrer la liste des receveurs potentiels, il faut satisfaire à des critères précis. Avant tout, la transplantation doit être absolument indispensable. C'est le cas par exemple lorsque les médicaments prescris ne suffisent plus et qu'une dose plus élevée est rejetée, ou quand le traitement suivi jusque-là ne progresse plus, malgré tous les efforts. Enfin, il faut que d'autres interventions telles qu'un pontage[1], l'installation d'un stent[2] ou une réparation de valve cardiaque ne soient plus possibles ou pas judicieuses, pour quelque raison que ce soit. Comme de nombreux patients réunissent ces conditions, il n'est pas rare que l'attente dure des années. Si un malade ne peut se permettre de patienter si longtemps sans se trouver en danger mortel, on lui installe parfois un cœur artificiel temporaire.

« Temporaire » est toutefois ici un terme relatif, car les appareils de nouvelle génération sont parfaitement adaptés à une utilisation prolongée. Cela n'a pas toujours été le cas. Les modèles plus anciens de cœurs artificiels succombaient bien plus souvent à l'usure, en partie parce que ces palpitants de substitution étaient alors construits de manière à imiter la fonction de pompage d'un cœur complet. De nos jours, on emploie des

1. Ou *by-pass* : installation d'un « pont » pour contourner un rétrécissement vasculaire.

2. Sorte de « tubes en treillis » qui soutiennent les vaisseaux sanguins de l'intérieur et les maintiennent ouverts.

appareils plus simples, qui ne soutiennent par exemple que le travail du ventricule gauche – on appelle ça un système d'assistance ventriculaire gauche. S'y ajoute la prise par le patient de médicaments anticoagulants qui améliorent la fluidité de son sang.

En cas de rythme cardiaque particulièrement irrégulier, l'implantation d'un défibrillateur automatique peut souvent être suffisante ; en cas d'urgence, il envoie de lui-même un choc électrique au cœur et lui fait ainsi reprendre son rythme correct.

Toute personne ayant obtenu un nouveau cœur est bien avisée d'en être très reconnaissante et d'en prendre grand soin au cours de sa « seconde vie ». Dans certaines comédies romantiques, il arrive qu'un receveur devienne le grand amour de la veuve éplorée du donneur. Ces films ne sont sans doute pas particulièrement réalistes, mais une telle greffe peut vraiment signifier une nouvelle vie, un nouveau départ. Le receveur dispose alors de nombreuses et belles années qu'il pourra remplir de savoureuse cuisine méditerranéenne, d'amour, de joie et de bonheur, avec un cœur battant et bien vivant dans la poitrine.

SPORT EN CHAMBRE POUR LE CŒUR

Tout sur un système immunitaire costaud, beaucoup de sexe, et le rapport avec le cœur

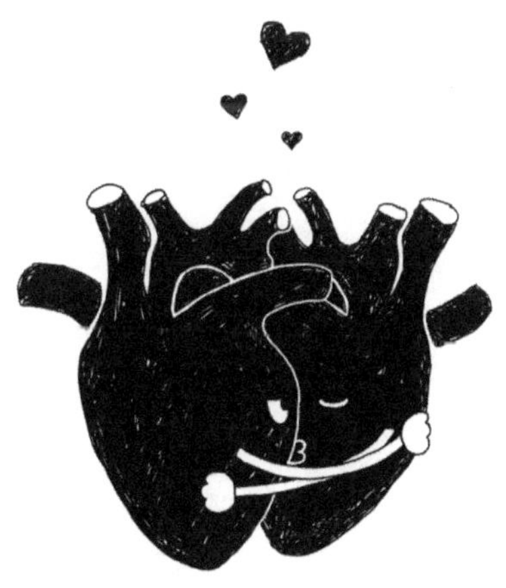

Joindre l'utile à l'agréable

Une pièce éclairée de bougies, « Let's Get it On » de Marvin Gaye en fond sonore. Les rideaux sont fermés, deux verres de vin vides sont posés sur une table. Quelques vêtements ôtés à la va-vite complètent la disposition innocente de cette nature morte à l'eau de rose. Ici un pantalon, là une chemise, un slip noir un peu plus loin. Espérons que les chaussettes aussi gisent dans un coin.

En suivant cette piste vestimentaire, on arrive à un couple en plein entraînement intensif. Ce que tous deux pratiquent ici est non seulement très agréable, mais aussi excellent pour le cœur, le système immunitaire, le bien-être et la forme physique. Un entraînement cardio-fitness complet nettement plus distrayant qu'un jogging quotidien dans le voisinage par tous les temps. La plupart des gens n'associent généralement pas l'effort physique au plaisir. Pour beaucoup, le mot « sport » évoque avant tout une corvée et de la sueur, ce qui leur fait automatiquement perdre toute envie de s'y intéresser davantage.

Il n'est pas facile de briser une telle barrière mentale, mais je pense avoir trouvé une alternative : le sexe ! Lui aussi est parfois lié à l'effort et la sueur, mais la plupart d'entre nous l'adorent, et le mieux, c'est qu'à chaque fois que nous nous glissons à deux entre les draps, nous rendons un immense service à notre santé. Donc, plus on en fait, mieux c'est !

Des rapports sexuels fréquents offrent une formidable opportunité de concilier agréablement élimination du stress et entraînement physique. De plus, les hormones diffusées à cette occasion nous protègent de toute une série de maladies. Une étude a prouvé que les personnes sexuellement actives subissaient beaucoup moins de crises cardiaques mortelles que les flemmards de la bagatelle. Une tendre caresse toute simple réveille déjà les premières hormones, et cela va croissant jusqu'à ce que l'orgasme déclenche un véritable feu d'artifice hormonal libérant plus de cinquante messagers chimiques. Voici les plus importants.

L'ocytocine, hormone du plaisir

L'ocytocine est une des plus fascinantes substances produites par notre corps. Elle est émise non seulement chez les femmes avant l'accouchement et pendant l'allaitement, mais aussi chez les amoureux, ce qui explique son surnom. Une fois diffusée dans le sang, elle se fixe à des récepteurs spéciaux de la paroi de diverses cellules et, selon la nature du tissu auquel ces cellules appartiennent, déclenche différents effets.

Son nom vient du grec *oxytokos*, qui signifie à peu près « accouche rapidement ». L'ocytocine provoque en effet le resserrement spasmodique de la musculature de l'utérus à la fin de la grossesse, entraînant ainsi les contractions. Voilà pourquoi on l'utilise aussi comme médicament pour déclencher artificiellement l'accouchement, si nécessaire. En s'arrimant à des récepteurs situés dans les glandes mammaires, l'ocytocine déclenche la production de lait. Si la mère allaite ensuite son enfant, l'hormone a un effet calmant sur eux deux et renforce ainsi le sentiment mutuel d'appartenance, car l'organisme de l'enfant diffuse aussi en lui l'hormone du plaisir pendant qu'il tète le sein maternel.

L'ocytocine n'a pas uniquement une influence sur le rapport mère-enfant : on suppose qu'elle renforce aussi le lien entre époux. Toutefois, les scientifiques n'ont jusqu'ici pu le prouver clairement que chez des rongeurs, et plus précisément chez le campagnol des prairies. Cette petite bête ne change que très rarement de partenaire au cours de sa vie, tandis que le campagnol des montagnes, pourtant à part cela pratiquement identique, mène en la matière une existence totalement débridée.

Les chercheurs se sont aperçus que le campagnol des prairies a non seulement davantage d'ocytocine dans le sang que son égrillard cousin montagnard, mais aussi que la répartition dans son corps des récepteurs correspondants est très différente. Ils ont donc supposé que l'hormone pouvait être responsable de la fidélité de ces animaux. Pour le vérifier, ils ont injecté aux souris monogames des antagonistes de l'ocytocine, c'est-à-dire une substance qui bloque ses effets. D'un seul coup, les couples de souris jusque-là si affectueux se sont séparés pour trouver d'autres objets de désir et s'accoupler joyeusement avec n'importe qui. Bref, leur fidélité avait bel et bien disparu.

Le résultat de cette expérience est-il transposable aux êtres humains ? Pour le découvrir, un chercheur zurichois a, dans une étude très remarquée, demandé à 49 personnes de jouer à une sorte de Monopoly, en répartissant clairement les rôles – les investisseurs d'un côté, les receveurs d'argent de l'autre. On administra par spray nasal de l'ocytocine à la moitié des investisseurs et un placebo à l'autre moitié. Les participants du groupe ocytocine commencèrent rapidement à s'accoupler à tout-va… non, je plaisante. Mais l'hormone eut tout de même un effet notable : les investisseurs qui en avaient reçu se montrèrent soudain prêts à fournir beaucoup plus d'argent aux receveurs que leurs collègues du groupe de contrôle. Cela ne fonctionnait toutefois que lorsqu'ils négociaient avec leurs partenaires de jeu en face à face. Si le jeu se déroulait par ordinateur, pour ainsi dire anonymement, plus aucune différence n'apparaissait entre les investisseurs avec et sans ocytocine.

L'hormone du plaisir semble donc exacerber en nous la volonté de faire confiance aux autres, augmentant ainsi nos compétences sociales. Apparemment, non seulement elle nous rend plus aimables, mais elle améliore aussi notre santé, car c'est prouvé : elle soutient la cicatrisation et fait baisser la tension. Un fantastique multitalent, et un moyen éprouvé de nous calmer et de combattre le stress – pourquoi pas dans une chambre à coucher, en charmante compagnie ?

La dopamine, drogue de la récompense

Aaah, quel bonheur ! Une bière fraîche à la main, une cigarette au bec, je suis assis près du barbecue brûlant et savoure le fumet tentateur des steaks en train d'y griller. Le soleil brille dans un ciel sans nuage, une brise légère me caresse la peau, et je laisse mes pensées flotter. Ça, c'est des vacances. Dans quelques minutes, je dégusterai un repas délicieux, même s'il ne sera peut-être pas très sain, et la bière que j'ai à la main ne sera sans doute pas la dernière de la soirée. Petit arrêt sur image : pourquoi l'alcool, la cigarette et une nourriture déséquilibrée nous procurent-ils ce bien-être ? Ils ne nous font aucun bien, et nous le savons pertinemment.

En de telles occasions, je réalise toujours à quel point mon corps est en fait celui d'un animal sauvage. Je suis parfaitement conscient de ne pas rendre service à mon organisme, et pourtant, celui-ci accepte quand même la récompense avec reconnaissance. Pourquoi ? Parce que des glandes particulières diffusent alors en douce une hormone, la dopamine, connue aussi comme l'hormone de la récompense. Elle nous envahit à chaque fois que nous nous livrons à une activité plaisante, comme croquer dans une pomme juteuse, faire une longue tournée de shopping ou savourer une cigarette, selon les goûts.

Une fois diffusée, la dopamine provoque une très agréable sensation de récompense et nous baigne d'une satisfaction bienfaisante. Dommage que son émission soit si souvent déclenchée par des activités plutôt mauvaises pour la santé… Mais heureusement, elle nous submerge aussi pendant les rapports sexuels, et surtout au moment de l'orgasme. Pas si bête : notre plaisir sous la couette contribue de manière décisive à la préservation de l'espèce. La dopamine s'assure que nous nous reproduisions – l'évolution a vraiment bien fait les choses ! À l'inverse, une dose trop faible de cette hormone dans le sang peut favoriser les dépressions.

En plus de la dopamine, un autre composé organique joue un rôle déterminant dans notre bien-être : la noradrénaline. Stade préliminaire de l'adrénaline, elle est fabriquée dans le corps à partir de dopamine. Quand les glandes surrénales la diffusent en grande quantité, la capacité de concentration augmente, on ne ressent plus la faim ni la fatigue, et on remarque à peine la douleur. On dit des psychopathes qu'ils sont en permanence à la recherche de la griserie causée par la dopamine et la sensation de récompense. D'un point de vue biochimique, l'amour et la folie sont donc étroitement liés. Pas si étonnant, en fait…

L'adrénaline, coup de fouet

La voici devant nous, la personne de nos pensées et de nos désirs. L'étincelle a jailli et nous voici complètement sous tension. Notre cœur se met à battre plus vite et plus fort, nous débordons d'énergie, rien ni personne ne peut nous arrêter. La faute à l'adrénaline, une hormone de stress produite dans les glandes surrénales ; en quelques fractions de seconde, elle nous rend prêts à nous battre, mais aussi à prendre la fuite. Quand on est pourchassé par un lion affamé, ce qui n'arrive heureusement pas très souvent, c'est l'adrénaline qui nous pousse à courir aussi vite que Forrest Gump, et quand on nous attaque, elle nous donne une force et une détermination insoupçonnées.

Sous l'influence de l'adrénaline, des personnes en danger se découvrent capables de déplacer d'énormes rochers qu'elles n'auraient pas pu pousser d'un centimètre en temps normal, ou de franchir au pas de course des distances dont elles ne pourraient habituellement pas parcourir la moitié sans s'effondrer, à bout de souffle. Le plus amusant, c'est qu'il se produit la même chose quand on se trouve face à l'élu(e) de notre cœur, voire quand on pense simplement à lui ou à elle. L'adrénaline élargit les bronches afin qu'on respire mieux, et les pupilles pour qu'on voie mieux. Elle accélère la respiration, élève la tension sanguine et, d'une seconde à l'autre, fait battre un cœur en bonne santé plus fort et plus vite, le poussant même à dépasser les 120 battements à la minute pendant une relation sexuelle. Notre système cardiovasculaire dispose donc là d'une sorte de machine de fitness intégrée. De plus, ce stimulant augmente notre taux de glycémie, et donc notre énergie.

Cependant, toute cette excitation peut se révéler dangereuse pour un cœur en mauvaise santé : dans une situation de stress, l'adrénaline risque de gravement surmener notre palpitant. Employée comme médicament d'urgence et administrée en dose trop élevée, elle peut provoquer un trouble de l'irrigation sanguine du cœur, une insuffisance cardiaque, un infarctus et même, dans le pire des cas, un arrêt cardiaque subit. Malgré tout, l'ivresse qu'elle procure a un effet tellement euphorisant qu'on peut y devenir littéralement accros. C'est le cas par exemple des sportifs de l'extrême qui, à la recherche du *kick* ultime, se lancent dans des actions toujours plus risquées.

La sérotonine, c'est le bonheur

La sérotonine est l'hormone du bonheur par excellence, elle déclenche en nous une détente bienfaisante et une sensation de satisfaction. De plus, elle stimule notre système immunitaire, renforçant ainsi nos défenses naturelles. Sous son influence apaisante, on voit littéralement la vie en rose. C'est bien utile pour le traitement des dépressions, qui sont souvent causées par un manque de sérotonine. Dans un tel cas, on administre au patient ce qu'on appelle des inhibiteurs sélectifs de recapture de sérotonine ; ils empêchent le corps d'éliminer trop rapidement la sérotonine qu'il a fabriquée. Elle aussi participe activement au sentiment de bien-être éprouvé pendant les relations sexuelles, et de plus, elle soutient la cicatrisation en resserrant les petits vaisseaux, ce qui réduit les saignements. Être heureux, non seulement c'est agréable, mais en plus, c'est bon pour la santé. En voilà une bonne nouvelle !

La testostérone, source de force

La testostérone est une des hormones sexuelles les plus importantes, car elle augmente l'excitation et intensifie la sensualité. Le sang en comporte en permanence une certaine quantité chez les hommes, et en moindre mesure chez les femmes ; elle détermine si et à quel point on est, à un moment donné, « excitable ». Plus une personne est stressée, plus elle a de mal à se lancer dans les choses de l'amour ; son sang comporte à ce moment une dose trop élevée de cortisol, une hormone de stress qui est l'adversaire le plus puissant de la testostérone. Mais une fois que cette dernière a repris la main dans la concentration sanguine, un cycle de stimulation de l'envie commence.

La testostérone régule en effet sa propre diffusion. Si ce stimulateur de désir est présent en grande quantité, des signaux venus de l'hypophyse ne cessent de relancer sa production. Chez les hommes, elle est produite par les cellules de Leydig, situées dans les testicules, et chez les femmes par les cellules thécales, dans les ovaires. Si les femmes en possèdent moins, c'est parce que chez elles, une partie est transformée en hormone sexuelle féminine, les œstrogènes ; ils sont notamment responsables du développement de la poitrine, empêchent la dégradation osseuse et augmentent la concentration en bon cholestérol (HDL)[1]. Chez l'homme, la testostérone soutient la construction musculaire, aide à brûler les graisses et abaisse le taux de cholestérol – ce qui, nous l'avons vu, protège efficacement des maladies vasculaires.

L'endorphine, plus forte que la douleur

Parmi les messagers chimiques délivrés pendant une relation sexuelle, l'endorphine est pour ainsi dire le toxicomane. On le remarque déjà à son nom, traduisible par « morphine corporelle ». Et la morphine, c'est bien connu, est un antidouleur très efficace. L'endorphine réduit la perception de la douleur et améliore le sommeil. Notre corps la diffuse en grandes quantités quand nous rions, que nous mangeons un plat particulièrement savoureux, ou que nous pratiquons un sport de manière intense[2] – et, bien entendu, au cours des rapports sexuels. Voilà pourquoi, souvent, on s'endort paisiblement « après », surtout les hommes.

---

1. Voir p. 132 : « Le lapin de Pâques devrait-il être végétalien ? »
2. Voir p. 233 : « Saute, petit cœur, saute ».

Les œstrogènes, hormone du désir

Les hormones sexuelles les plus importantes du corps féminin sont les œstrogènes déjà cités. On en parle au pluriel, car il en existe plusieurs sous-variétés, qui ont cependant toutes un effet similaire. C'est surtout après l'ovulation, c'est-à-dire pendant la phase où une femme est fécondable, qu'ils accroissent son désir sexuel. Là encore, c'est un mécanisme très utile en matière de préservation de l'espèce.

Des chercheurs ont analysé des données recueillies par le Women's-Health-Initiative[1] et découvert que les œstrogènes, surtout pendant la ménopause, c'est-à-dire la période suivant les toutes dernières règles, ont même une influence sur les articulations, dont ils atténuent les douleurs. L'Endocrine Society suppose que cet effet positif est à attribuer aux caractéristiques anti-inflammatoires des œstrogènes. De plus, ils semblent soutenir la cicatrisation, car ils freinent la diffusion dans notre corps d'un messager chimique nommé cytokine MIF[2], une substance qui attire en masse les cellules inflammatoires. Ça fonctionne comme la gentrification : un bobo nouveau riche s'installe dans votre petit quartier tranquille puis raconte à tous ses copains à quel point c'est cool, ici. Et hop, le coin se retrouve bondé de types comme lui et les loyers montent en flèche, sans parler du prix du *mocha frappuccino* au café branché d'en bas de la rue.

1. Une série d'études cliniques consacrées à l'analyse de problèmes de santé chez les femmes d'un certain âge.
2. MIF : *Macrophage migration inhibitory factor*, « facteur d'inhibition de la migration des macrophages ».

Ce qu'il faut ici, c'est la police antigentrification : les œstrogènes. Une fois que ceux-ci se sont chargés de réduire la quantité de cytokine MIF, les inflammations deviennent moins virulentes. Heureusement, on n'a pas toujours besoin de thérapie médicamenteuse pour faire monter le niveau d'œstrogènes, car un tel traitement comporte bel et bien des dangers, par exemple un risque élevé de cancer du sein. Il y a mieux que les médicaments, et surtout beaucoup plus amusant : le sexe.

Le sport en chambre est un moyen efficace non seulement de concilier l'entraînement physique et la lutte contre le stress, mais aussi de mieux protéger notre corps, grâce aux messagers chimiques ainsi libérés. Ce cocktail fonctionne particulièrement bien quand on est vraiment amoureux de son partenaire : sans véritable attachement, la diffusion d'ocytocine, par exemple, demeure très faible. L'idéal est donc non seulement d'avoir des rapports sexuels, mais bel et bien de *faire l'amour*.

Mais comme chaque médicament, le sexe comporte lui aussi certains risques et effets secondaires. Sans parler des blessures provoquées par des acrobaties trop périlleuses, les activités sexuelles excessivement intenses peuvent avoir un effet contraire sur un système cardiovasculaire mal en point. La cause de décès la plus fréquente pendant les jeux de l'amour est d'ailleurs l'AVC, c'est-à-dire une hémorragie dans le cerveau. Une fois qu'on est vraiment lancé, la tension sanguine augmente, ce que des vaisseaux cérébraux déjà endommagés supportent mal. Le sexe est donc tout indiqué pour prévenir une maladie cardiaque ou vasculaire, mais ne peut jamais en guérir une déjà existante. Toutefois, ces ébats sensuels font toujours du bien à notre système immunitaire et abaissent le risque d'inflammations non seulement dans le cœur et les vaisseaux, mais aussi dans tout le corps. Allez hop, au lit !

La (presque) invincible armée du corps

Où que nous soyons, ces bestioles nous collent au train. Elles sont sur les poignées de portes, les claviers d'ordinateurs, les rampes d'escalier et surtout sur notre peau. Je veux parler des êtres microscopiques au nombre desquels se trouvent les organismes unicellulaires, les bactéries, les virus et les champignons, c'est-à-dire tous les agents pathogènes. Il faut toutefois rendre justice aux bactéries en précisant que la majorité d'entre elles ne représentent pour nous pas le moindre danger.

Si ces micro-organismes n'envahissent pas complètement notre corps et nos organes, et qu'ils vivent même souvent en symbiose[1] avec nous, c'est grâce à notre système immunitaire, qui assure un équilibre tolérable entre nos besoins et ceux de ces minuscules compagnons. En général, nous prenons seulement conscience de cet héroïque travail quand notre système s'échine à

1. Vie commune de deux espèces bénéfique pour les deux.

rétablir cette balance après qu'elle a été perturbée par une maladie.

Si notre armée corporelle (on peut vraiment décrire ainsi notre système immunitaire) ne combattait pas en permanence et sans pitié tous les agents pathogènes avec lesquels nous entrons en contact, nous succomberions rapidement à une inflammation du myocarde[1] ou à tout un tas d'autres affections. Et le système immunitaire ne se contente pas de lutter contre les empêcheurs de tourner en rond extérieurs à notre corps, il s'en prend également à nos propres cellules, par exemple quand celles-ci dégénèrent et deviennent malignes. Évidemment, il faut bien que quelqu'un fasse régner le calme et l'ordre dans la boutique. Pourtant, cette défense intégrée du corps exagère parfois et attaque des structures saines, râlant dès que quelqu'un écoute de la musique un peu trop fort ou ne range pas sa chambre. On parle alors d'une maladie auto-immune.

On distingue au sein du système immunitaire deux catégories : la défense innée et la défense adaptative. Elles ont toutes deux la même fonction, empêcher que des agents pathogènes prennent leurs aises chez nous et attaquent nos tissus et nos organes, mais elles affichent de grandes différences.

Le mécanisme de défense inné

La défense innée, comme son nom l'indique, nous est transmise à la naissance, par notre mère. Elle comporte notamment des structures telles que le manteau protecteur acide de notre peau (ou film hydrolipidique) – les

1. Voir p. 227 : « Carton rouge pour le cœur ».

agents pathogènes sont bien en peine de survivre sur une surface acide –, ou encore le lysozyme de la salive, un enzyme antibactérien qui agit contre les intrus dès leur entrée dans la cavité buccale.

Le revêtement gluant de nos muqueuses, qui contient des substances antibactériennes spéciales, constitue lui aussi un instrument de défense corporelle efficace fourni à la naissance. Personne ne peut escalader sans équipement adéquat un mur couvert de mucus ! Mais ce sont surtout des cellules spéciales du mécanisme de défense inné qui limitent ou suppriment les risques transportés par les germes dangereux. Cette armada cellulaire nous protège jour après jour ; comme une véritable troupe de soldats, elle comporte des unités spéciales, dont chacune se consacre à une tâche particulière – tels les parachutistes, les fantassins ou les sous-mariniers de l'armée.

En première ligne de front combattent les granulocytes. Tout comme les autres cellules immunitaires, ils font partie des leucocytes, ou globules blancs. Ceux-ci, à l'inverse de leurs collègues rouges, possèdent tous un noyau cellulaire, mais pas d'hémoglobine rouge fixant l'oxygène. S'ils constatent pendant un de leurs tours de garde la présence d'agents pathogènes dans le corps, ils en informent aussitôt leurs congénères, qui se déploient alors en masse et massacrent sans pitié, au moyen de substances toxiques spéciales, chaque intrus croisant leur chemin.

Quant à ce qui reste des envahisseurs, des macrophages géants leur règlent ensuite leur compte. En cas d'infection, donc d'infiltration de germes pathogènes dans l'organisme, les macrophages sont attirés sur le lieu du crime par des protéines régulatrices et dévorent vite ce qui n'a rien à faire là. Et s'ils sont en nombre insuffisant, ils demandent du renfort en une fraction de seconde grâce à un astucieux système chimique de transmission de messages.

Ces mécanismes se sont continuellement développés pendant des millions d'années d'évolution tout en s'adaptant en permanence à l'esprit du temps et aux besoins du moment. Ainsi, le système immunitaire inné, tout comme la police judiciaire, emploie pour identifier les intrus dangereux des sortes de profileurs, des enquêteurs internes nommés « cellules tueuses naturelles ». Tout un programme ! Toutefois, à l'inverse d'inspecteurs de police, elles agissent sans la moindre discrétion, se comportant plutôt comme des Rambo. Ces durs de durs sont aussi chargés de découvrir les cellules malades, de les neutraliser et de les empêcher dès leur stade liminaire de proliférer et de devenir des tumeurs malignes. Dans ce but, les cellules tueuses poussent sans pitié au suicide, appelé ici apoptose, les cellules dégénérées ou contaminées par des agents pathogènes.

En effet, une certaine partie de nos cellules se trouvent en mutation permanente, c'est-à-dire qu'elles modifient sans cesse leurs informations génétiques. Cela entraîne, lors de la division cellulaire suivante, l'apparition de rejetons malades ; s'ils n'étaient pas très vite identifiés et mis hors de combat par les cellules tueuses, ils nous seraient fatals.

La capacité de nos cellules à se suicider a plus d'une raison d'être. Lors du développement embryonnaire, par exemple, nos doigts restent reliés pendant un certain temps par une sorte de membrane palmée. Si celle-ci ne disparaissait pas grâce à un suicide cellulaire ciblé, nous ressemblerions un peu à Ariel, la petite sirène, et nos ancêtres vivant dans la jungle auraient eu beaucoup de mal à bondir d'une cime d'arbre à une autre avec un tel équipement.

Tous ces « protecteurs » font partie du système immunitaire solide, c'est-à-dire cellulaire. Mais notre défense corporelle dispose aussi de composants liquides. Tout un tas de protéines barbotent dans notre plasma sanguin à la recherche de visiteurs indésirables. On les appelle (avec beaucoup d'imagination) les protéines plasmatiques. À l'inverse des cellules déjà décrites, elles ne se jettent pas directement sur chaque agent pathogène, mais s'en approchent plutôt discrètement. Une bonne trentaine de protéines différentes forment ce qu'on appelle le système du complément. Elles se collent aux micro-organismes, les pénètrent et les neutralisent. Parallèlement, elles peuvent élargir les vaisseaux sanguins et appeler les cellules de défense à l'aide.

Notre armée de cellules immunitaires engage sans arrêt de nouvelles recrues, qu'elle trouve grâce à des messagers chimiques spéciaux, les interleukines ; ceux-ci assurent notamment la croissance, la maturation, la division et enfin l'activation des globules blancs.

Cette armée semble invincible, mais l'effet est trompeur. Le système immunitaire inné réagit très vite face à une invasion, mais ses méthodes manquent d'innovation. Que l'infection commise par un agent pathogène soit la première ou la centième, il réagit toujours de la même façon. Tant que les mesures prises sont efficaces, aucun problème, mais dans le cas contraire, il a un urgent besoin de renforts.

Le mécanisme de défense adaptative

Cela amène à notre système de défense acquise, ou adaptative. Il est beaucoup plus créatif et peut donc agir de manière bien plus flexible que le système inné. Non seulement il s'adapte nettement mieux à chaque situation, mais en plus, il est capable d'apprendre. Chaque intrus porte à sa surface des signes distinctifs, et les cellules du système immunitaire adaptatif sont capables de reconnaître ces marques caractéristiques. Mais elles ne se contentent pas de détruire les germes menaçants : elles se comportent aussi comme des Indiens dans un western. Non seulement elles tuent sans pitié leurs adversaires, mais en plus elles les scalpent, pour montrer ce scalp à la ronde tel un trophée. Ainsi informées, les autres cellules immunitaires se souviennent pendant quelques années des signes caractéristiques de l'ennemi.

Donc, si un agent pathogène se trouve une seule fois en contact avec les cellules du système immunitaire adaptatif, celui-ci se souviendra infailliblement de lui. Il construit dans ce but ce qu'on appelle des lymphocytes à mémoire, qui réagissent à la vitesse de l'éclair quand elles tombent à nouveau sur le même intrus. Pour ce faire, elles se servent de lymphocytes B et T. Le rôle des lymphocytes B est la défense ciblée contre les agents pathogènes et les autres substances étrangères au corps. À cet effet, ils produisent des anticorps qui réagissent instantanément aux signes distinctifs d'un germe connu (rappelez-vous le scalp), se fixent à lui et le neutralisent. Ce sont en quelque sorte les menottes de notre corps.

Vous voulez plus de détails ? Allons-y. Si des lymphocytes B inactifs rencontrent pendant leur balade dans le sang une substance étrangère au corps, ce qu'on appelle un antigène, ils l'ingèrent sans autre forme de procès, le décomposent et affichent ses fragments à leur surface. C'est un signal destiné à une autre forme de lymphocytes, les lymphocytes T auxiliaires, qui diffusent sur-le-champ des protéines régulatrices. Le « T » désigne l'organe dans lequel ces cellules se développent, le thymus, situé derrière le sternum. Il est surtout important pour nous pendant l'enfance et la puberté. Par la suite, il est moins utilisé pour le mûrissement des cellules T et se résorbe progressivement, ne laissant finalement derrière lui qu'une petite boule de graisse peu active.

Les protéines des cellules T activent à présent les lymphocytes B, qui se ruent dans les ganglions lymphatiques et dans la rate pour s'y diviser comme des fous. Ce faisant, ils produisent d'innombrables anticorps différents, jusqu'à ce que l'un d'eux soit parfaitement adapté au combat contre l'agent pathogène rencontré. Ici, on peut le dire, la quantité compte. Une petite partie de ces lymphocytes B poursuivent leur développement pour devenir les lymphocytes B à mémoire déjà évoqués, qui se souviendront longtemps de l'intrus.

Enfin, au dernier stade de leur croissance, les lymphocytes B se transforment en plasmocytes, ou cellules plasmatiques. Celles-ci n'ont plus grande envie de se diviser et ne produisent plus dès lors que les anticorps les mieux adaptés. Presque comme une personne qui souhaite continuer à travailler malgré l'âge venant, mais ne souhaite plus avoir d'enfants.

Vous le voyez, notre système immunitaire est très compliqué. Mais cette complexité lui est indispensable pour défendre efficacement notre corps contre les envahisseurs sans l'attaquer en même temps. Il doit pouvoir différencier parfaitement ses propres cellules des cellules étrangères, afin de reconnaître sur-le-champ les agents pathogènes. Une simple coupure au doigt suffit à ouvrir la voie aux germes nocifs vers l'autoroute de notre corps. Si notre armée corporelle ne savait pas retenir et neutraliser avec un tel talent les agents pathogènes qui menacent en permanence nos vaisseaux sanguins, notre cœur et les autres tissus, nous ne resterions pas longtemps en vie.

Pour soutenir notre système immunitaire dans sa lourde tâche, nous disposons de vaccins. Ils se servent de sa capacité de mémoire en lui fournissant, au moyen de l'injection, des agents pathogènes morts ou affaiblis. Ces agents ne sont pas dangereux pour nous mais présentent la même surface que s'ils l'étaient, et provoquent donc les mêmes réactions complexes. Et quand les agents pathogènes pénètrent un jour de nouveau dans notre corps, celui-ci est alors parfaitement préparé à leur assaut. Les lymphocytes à mémoire reconnaissent sans problème les méchants, et les plasmocytes diffusent aussitôt des masses d'anticorps qui, depuis la première infection (c'est-à-dire depuis la vaccination), n'attendaient que de partir en mission. Contre eux, les envahisseurs n'ont pas l'ombre d'une chance, et la personne vaccinée reste en bonne santé.

Une petite piqûre

« Il faudrait vraiment faire quelque chose contre cette obsession des vaccins ! Hors de question que j'empoisonne *mon* enfant avec ça. »

Assis dans le train pour Berlin, j'écoute discrètement la conversation de deux passagères, apparemment une jeune maman accompagnée d'une amie du même âge.

« C'est exactement ce qu'on a fait pour Paul et il est en parfaite santé, sans que l'industrie pharmaceutique se soit fait aucun fric sur son dos. »

L'amie de la jeune maman hoche la tête d'un air compréhensif.

« Et puis sinon, les petites billes ont toujours fonctionné[1]. »

Je comprends bien l'inquiétude qu'une mère ressent pour son enfant, mais pour être capable de fourrer un tel concentré de clichés dans une seule conversation, elle n'a sûrement pas étudié la question en profondeur. Un wagon de chemin de fer ne me semblant toutefois pas

1. Je suppose qu'elle parlait des globules homéopathiques.

être le lieu idéal pour ce genre de débat, je m'abstiens d'intervenir, quoique difficilement. Cependant, la question de savoir s'il faut ou non vacciner ses enfants revient souvent dans mon cercle d'amis. Personnellement, je trouve formidables vaccins et immunisations, quel que soit le nom qu'on leur donne, car ils nous préservent non seulement de maladies telles que la poliomyélite, la méningo-encéphalite verno-estivale (MEVE) transmise par les tiques ou encore la grippe, mais ils protègent aussi notre cœur de la myocardite.

Avant de diaboliser ou de glorifier en bloc, gardons en tête qu'il y a vaccin et vaccin. Non seulement il en existe plusieurs sortes, mais on emploie aussi un vaste éventail de substances différentes. Fondamentalement, il s'agit toujours de procédés au cours desquels le corps est préparé au contact futur avec des agents pathogènes, mais on discerne à ce stade une différence majeure entre deux méthodes : l'immunisation passive et active.

Dans la version active, on administre des agents pathogènes morts ou affaiblis. Le corps se comporte avec eux exactement comme avec n'importe quel intrus vivant : le système immunitaire met les gaz et fabrique des anticorps et des lymphocytes à mémoire. Ce faisant, il enregistre tout ce qu'il doit savoir pour combattre l'infection suivante. Il peut toutefois falloir attendre plusieurs semaines avant que l'immunisation soit complète.

La version passive, à l'inverse, est employée quand le contact avec un agent pathogène s'est déjà produit ou risque d'arriver incessamment, de sorte que le système immunitaire n'a plus le temps de produire des anticorps. Ceux-ci sont donc fournis tout préparés au corps ; injecter dans le corps davantage d'agents pathogènes alors qu'il en comporte déjà n'aurait aucun sens. Dans ce cas, les anticorps ne sont donc pas fabriqués par notre propre système immunitaire mais par des animaux, comme des poules, des porcs, des chevaux, des vaches ou des lapins (lesquels ont été au préalable vaccinés activement). L'avantage de cette démarche, c'est que l'effet est immédiat. Mais quels sont les risques de ces procédés ?

Lors de la vaccination passive, les problèmes survenant (rarement) viennent en général des animaux utilisés comme donneurs de sérum immunitaire. Lors du développement du vaccin contre la variole, la première immunisation active de l'Histoire, il y a presque deux cents ans, on employa par exemple des œufs de poule pour déclencher la production d'anticorps – pourtant, on ignorait alors de quoi venait l'efficacité du vaccin, et le terme d'anticorps était parfaitement inconnu. Les œufs jouent aujourd'hui encore un rôle primordial dans la production de vaccins. On injecte des agents pathogènes vivants dans un œuf de poule déjà fécondé, puis on patiente un certain temps. Plus le poussin, ou plutôt l'embryon, se développe, plus on trouvera d'agents pathogènes dans l'œuf. Finalement, on l'ouvre et on tue chimiquement les agents infectieux qu'il contient, pour qu'ils ne soient plus en mesure de déclencher la maladie. Toutefois, des fragments demeurent, qui suffiront à notre système immunitaire pour se préparer à une infection en fabriquant des anticorps spécialement adaptés. Ce sont ces résidus de protéines de poulet qui peuvent éventuellement déclencher une réaction allergique chez la personne vaccinée.

On peut aussi fabriquer des vaccins en élevant dans de gros bioréacteurs des cultures cellulaires infectées ; on introduit des gènes d'agents pathogènes, c'est-à-dire des parties de leur matériel génétique, dans d'autres micro-organismes (comme des bactéries ou des levures). Ils y produisent alors des fragments d'agents infectieux, que l'on utilise pour la vaccination.

Quand un nouveau vaccin arrive sur le marché après avoir prouvé son efficacité lors de tests sur des animaux et des patients, le contrôle qualité n'est pas encore achevé. Toutes les complications survenant lors de son emploi sur les êtres humains doivent être transmises sans tarder par le médecin traitant au Paul-Ehrlich Institut[1], qui décide alors si des mesures doivent être prises. Au tout début du nouveau millénaire, par exemple, on a ôté son approbation à un vaccin[2] pour cause de complications répétées.

Pour prévenir les réactions allergiques, on emploie souvent comme vaccins des anticorps dits monoclonaux. Fabriqués en laboratoire selon un procédé complexe, ils se fixent bien plus spécifiquement aux antigènes concernés que les anticorps de nos lymphocytes B : un anticorps monoclonal, comme une clé, ne correspond qu'à une seule serrure.

Si des malaises, de la fièvre ou d'autres symptômes surgissent après une vaccination, il importe de déterminer s'il s'agit d'une réaction normale ou d'une véritable complication, car même un agent infectieux mort peut laisser croire à notre corps qu'il est malade. Cela se traduit souvent par une légère indisposition ou de la

1. Institut fédéral allemand des vaccins et remèdes biomédicaux. L'équivalent en France est l'Agence nationale de sécurité du médicament et des produits de santé. *(N.d.l.T.)*

2. Il s'agissait d'un vaccin contre la MEVE, en 2001.

fièvre. Certains pensent alors ne pas tolérer le vaccin et souffrir d'effets secondaires sérieux. Pourtant, ces petits épiphénomènes disparaissent habituellement aussi vite qu'ils sont apparus.

Des maladies mortelles telles que la variole, dont la simple mention du nom suffisait jadis à répandre la terreur, sont aujourd'hui considérées comme éradiquées grâce à une vaste vaccination. Alors qu'en 1988, le nombre de nouveaux cas de poliomyélite en Europe était encore d'un petit millier, il était nul en 2004. Quant à la diphtérie et à la rougeole, là aussi, on constate de nos jours une diminution d'environ 90 % des cas d'infection par rapport à autrefois.

Tout cela, nous le devons uniquement aux grandes campagnes de vaccination pratiquées sous nos latitudes. Et si un enfant non vacciné n'attrape pas la diphtérie, c'est seulement parce qu'il reste très peu d'agents pathogènes. D'autres parents, qui ne se laissent pas affoler par une propagande trompeuse et se fient aux nombreuses études prouvant les effets positifs d'une vaccination complète, font heureusement toujours immuniser leurs enfants.

Les vaccins sont quasi indispensables en cas d'antécédents médicaux tels que le diabète ou les troubles cardiovasculaires, car dans une telle situation, le système immunitaire n'est plus si performant que celui d'une personne en bonne santé, et une infection relativement anodine peut entraîner des complications aussi dramatiques qu'une inflammation du myocarde. Heureusement, il existe déjà des vaccins ciblés contre plusieurs agents pathogènes capables de provoquer ce genre d'inflammation dans notre cœur. Et même une immunisation contre la grippe (ou influenza), le tétanos ou la diphtérie est une bénédiction pour un cœur malade.

Les vaccins ne protègent donc pas seulement notre cœur et l'ensemble de nos organes contre de dangereuses maladies infectieuses, ils participent aussi à rendre le monde plus sûr pour nous tous. Et tout ça rien qu'avec une petite piqûre !

Carton rouge pour le cœur

Bip, bip, bip, bip, bip. Il est 6 h 30 du matin et le réveil sonne. Vous vous asseyez dans votre lit, mais… vous vous sentez assommé. Apparemment, vous avez attrapé un rhume. Hier encore, le nez vous chatouillait un peu, et maintenant, avant même d'être levé, vous voilà courbatu comme un punching-ball après l'entraînement. Vous vous mettez péniblement sur pied, le moindre mouvement vous est pénible. Peut-être qu'un antidouleur fera de l'effet ? Vous en avalez un cachet avant de passer sous la douche, et en route pour le travail. Apparemment, la pilule est utile, vous vous sentez déjà mieux. Heureusement, car votre bureau croule sous les dossiers.

Qui n'a jamais vécu cela ? Qui ne s'est jamais rendu au travail malade, dans le noble objectif de répondre aux attentes du chef et des collègues ? Est-ce vraiment sain ? Pas du tout, bien sûr. Non seulement on se porte ainsi préjudice à soi-même, mais en plus, on nuit à ses collègues, dont certains auront sûrement aussi dès le lendemain le nez qui coulera.

Il est faux de croire que pour un rhume « bénin », avaler un antidouleur vaut aussi bien que de rester au lit. En affichant ce zèle exagéré, vous posez peut-être la première pierre d'une myocardite, ou inflammation du myocarde, une maladie qui n'a, elle, rien de bénin. Lors de cette inflammation, les agents pathogènes s'en prennent non seulement au muscle cardiaque, mais aussi aux artères coronaires. Cela peut affaiblir l'organe complet au point de provoquer une insuffisance cardiaque durable, avec tous ses terribles effets secondaires.

Dans le pire des cas, une myocardite grave peut même entraîner la mort, mais comme elle est très difficile à identifier avec certitude, les chiffres concernant sa fréquence réelle sont imprécis. Les estimations de diagnostic de l'Office fédéral de la statistique indiquent qu'en Allemagne, en 2012, on a décelé une myocardite aiguë chez 3 797 patients hospitalisés, mais les cas non répertoriés sont certainement beaucoup plus nombreux.

Si cette maladie est tellement dangereuse, c'est qu'elle peut toucher n'importe qui, indépendamment de l'âge. Il arrive ainsi que de jeunes footballeurs apparemment en pleine forme s'effondrent sur le terrain au beau milieu du match et ne se relèvent plus. Diagnostic : mort subite cardiaque. La cause peut en être une infection grippale pas complètement guérie, un virus normalement anodin mais qui, si le malade ne s'accorde aucun repos, peut s'étendre subrepticement et attaquer le cœur. Chaque activité sportive devient alors une charge supplémentaire pour notre pompe sanguine et risque de constituer la goutte d'eau qui fera déborder le vase.

En revanche, si le patient se ménage et se soigne patiemment, une myocardite restera très improbable. On peut vraiment s'en prévenir efficacement ; pour réduire d'entrée le risque d'y succomber un jour, il faut non seulement recevoir dans l'enfance tous les vaccins de base, mais aussi les faire renouveler durant sa vie d'adulte. Si, en plus, on se nourrit sainement (selon les conseils du chapitre « Ripailler à cœur joie »), qu'on dort suffisamment et qu'on fait régulièrement du sport, il est prouvé qu'on renforce ainsi son organisme et qu'on le protège de maladies de toutes sortes – et notamment d'une myocardite.

GYMNASTIQUE RYTHMIQUE ET CARDIAQUE

Tout sur le rapport entre le sport,
nos zélés globules rouges
et un cœur en pleine forme

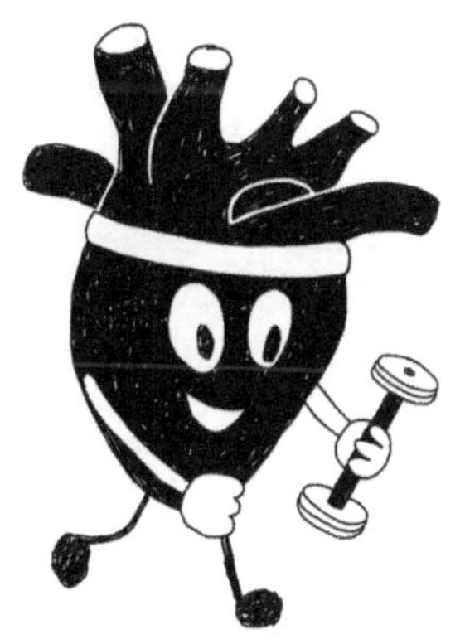

Saute, petit cœur, saute

Même si on entend parfois parler de sportifs succombant à une mort subite cardiaque, rares sont les médecins osant prétendre que l'activité physique est mauvaise pour le cœur. Bien au contraire : de l'avis général, notre niveau de forme corporelle joue un rôle décisif pour la santé de notre palpitant. De nombreuses études s'accordent à démontrer que la pratique régulière du sport réduit durablement le risque de subir une maladie cardiaque ou vasculaire précoce. De plus, cela nous rend plus résistants au stress, ce qui est également excellent pour notre cœur. Mais quel type de sport est-il le plus bénéfique ? Tout ce que nous voulons, c'est soigner notre santé, et non nuire à long terme à nos articulations ou à d'autres parties de notre corps.

L'important, c'est que l'activité sportive choisie soit variée, implique le moins d'efforts possibles, et qu'elle nous plaise, bien sûr. Vous trouverez au chapitre « Sport en chambre pour le cœur » tout ce qui concerne ce sujet précis, toujours extrêmement recommandable. À part cela, chacun doit déterminer ce qui lui plaît et lui fait du bien. Beaucoup optent pour un jogging régulier. Récemment, un ami m'a expliqué ressentir pendant la course le fameux *runner's high*, une sorte d'état d'ivresse pouvant survenir lors d'un effort d'endurance, tout particulièrement chez les coureurs de fond. L'hormone du bonheur, l'endorphine, en est responsable : elle donne au sportif la sensation soudaine d'être très léger et de pouvoir continuer à courir éternellement, sans jamais s'épuiser. Bien qu'étant très peu sportif, j'ai voulu l'éprouver aussi ; il m'a fallu pour cela devenir mon propre cobaye !

16 heures : Extrêmement motivé, je pénètre dans mon grenier à la recherche de mon vieux pantalon de jogging et de mes chaussures de sport. Après avoir débarrassé tout un tas de bazar, je les découvre enfin dans un carton ouvert. « Les chaussures ont l'air presque neuves », me dis-je en soufflant sur la couche de poussière qui les recouvre.

16 h 05 : Ai trouvé une araignée dans une des chaussures, du bout de l'orteil, en l'enfilant. Ai surmonté mon dégoût et réglé le problème d'un coup d'aspirateur. Ne me laisserai pas arrêter par de telles bagatelles.

16 h 11 : En tenue de jogging, devant l'immeuble ; me prépare mentalement à l'épreuve. Croise un voisin et entame un « petit » papotage.

16 h 55 : Toutes les informations voulues ont été échangées. La quête du légendaire *runner's high* peut commencer. Me mets en route vers la forêt avec, je l'avoue, des sentiments mêlés.

16 h 57 : Une première sensation d'effort se manifeste dans mon corps. Surtout, ça tire de plus en plus dans les jambes. Mais c'est tout à fait normal. Après tout, ça fait longtemps que je n'ai pas couru. Ne vais pas me laisser décourager par si peu.

17 h 01 : Ressens des muscles dont j'ignorais jusqu'à l'existence. Ce n'est pas agréable, mais peut-être que ça va passer.

17 h 04 : Sens se profiler les pires courbatures de l'histoire de l'humanité.

17 h 07 : Commence à accepter l'idée d'être grabataire pour le restant de mes jours, ou en tout cas pour les semaines à venir.

17 h 10 : La douleur ne pourrait pas être pire. Il serait sans doute plus agréable de mettre exprès le pied dans une ornière et de détruire d'un coup tous mes muscles et articulations.

17 h 11 : Cherche une ornière adaptée et trouve, à la place, un banc. Temps mort ! M'écroule sur le siège et me souviens au même instant que mon copain m'avait recommandé de faire quelques pompes pendant les pauses, afin de rester dans le rythme.

17 h 12 : Suis allongé, haletant, sur le sol boueux de la forêt, le visage vers le bas. Entends soudain des voix, me redresse en soufflant comme un bœuf et me mets à compter à haute et intelligible voix : « 313, 314, 315... » Quelques secondes plus tard, les promeneurs sont passés ; m'effondre comme une masse.

17 h 15 : Sur le chemin du retour. En marchant. Non, en boitant.

Quelqu'un aurait pu me prévenir, aussi, que le *runner's high* ne fonctionne pas avec tout le monde, qu'il ne concerne de toute façon que les sportifs très entraînés, et qu'il ne survient que quand un coureur expérimenté pousse son corps aux limites de ses capacités ! Pourtant, je me console : je ne cherche pas à accomplir des performances olympiques, mais avant tout à entraîner mon cœur et ma circulation sanguine. Et s'il le faut, ce sera sans *runner's high*. Car une chose est sûre, le cœur réagit à un entraînement régulier comme n'importe quel autre muscle : il grossit et se renforce. Ainsi, il est capable de propulser davantage de sang et de mieux alimenter nos muscles, rendus avides d'oxygène par la course d'endurance. De plus, non seulement un cœur entraîné devient plus performant, mais au repos, il n'a plus besoin de battre aussi fréquemment pour approvisionner parfaitement le corps.

Si l'on considère le cœur comme un moteur, il est facile de s'expliquer pourquoi l'espérance de vie des sportifs est plus élevée que celle des flemmards. En effet, un moteur qui tourne en permanence à plein régime tombera plus tôt en panne qu'un autre qui fonctionne en permanence à faible vitesse. Il en va de même pour un cœur sans entraînement qui, pour assurer au corps une irrigation suffisante, est obligé de battre en permanence plus vite qu'un cœur travaillant tranquillement.

Faisons un petit calcul pour mieux l'illustrer. Supposons qu'un cœur non entraîné batte en moyenne 80 fois par minute, tandis que dans le même temps, un cœur de sportif battra 50 fois. Au bout de soixante-dix ans, le cœur de sédentaire aura donc battu environ 3 milliards de fois, contre environ 1,8 milliard de fois pour celui de l'athlète, c'est-à-dire près de 40 % en moins. Cela semble formidable – mais est-ce que ça l'est vraiment ?

Winston Churchill ne prétendait-il pas que le sport, c'est la mort ? Après tout, on entend souvent parler de sportifs professionnels qui, avec leur gros cœur, ont de graves problèmes vers la fin de leur carrière, quand ils réduisent l'entraînement, et meurent jeunes. Mais cela ne s'applique qu'à certains athlètes de très haut niveau. Pour les sportifs de loisir, les experts sont absolument certains que le sport, ce n'est *pas* la mort, bien au contraire. Il contribue de manière décisive à la santé et à la puissance du cœur. Et si vous craignez malgré tout de vous retrouver avec un cœur de sportif à problème, n'arrêtez pas abruptement l'entraînement après avoir sué pendant des années : réduisez lentement et sûrement votre dose d'exercice. Il ne pourra alors rien vous arriver.

Un groupe de chercheurs de Manchester a examiné les effets du sport sur les cellules « métronomes » du cœur chez des rats. Pour ce faire, un groupe de rats sportifs dut gambader une heure par jour, pendant douze semaines, sur un tapis roulant, tandis qu'on épargnait tout effort aux rongeurs devant servir à la comparaison, pour ainsi dire les rats « sédentaires ». À la fin, les rats joggeurs y gagnèrent un pouls au repos nettement plus calme que celui de leurs congénères inactifs. Les scientifiques découvrirent que cela était dû à une modification dans le nœud sinusal, le métronome principal du cœur, dans lequel des flux d'ions traversant des canaux membranaires spéciaux assurent l'autostimulation des cellules rythmiques. En analysant le code génétique de ces cellules, les chercheurs constatèrent qu'elles contenaient beaucoup moins de gènes pour ces canaux ioniques, surnommés *funny channels*, que les cellules des animaux non entraînés. La pratique régulière du sport avait modifié durablement la structure interne du métronome du cœur.

Un entraînement assidu rend donc non seulement le cœur plus gros, plus fort et plus performant, mais il influe aussi sur le code génétique des cellules du nœud sinusal, les poussant manifestement à produire moins d'impulsions de battements cardiaques. Mon « expérience » du *runner's high* ne m'a pourtant pas convaincu. Le sport, c'est peut-être bon pour la santé, mais cette tentative m'a complètement coupé l'envie de faire du jogging.

Pourtant, j'ai un jour été un bon coureur, en CM2. À chaque fois que je faisais trop le malin devant les élèves de sixième en rentrant de l'école, il ne me fallait ensuite que quelques minutes pour arriver chez moi. Cependant, je sais à présent que c'était un autre mécanisme qui m'apportait alors une aide décisive, un mécanisme auquel pas mal de gens doivent même la vie.

Le moteur-fusée combat-fuite

Ce qui faisait régulièrement de moi un sprinteur supersonique pendant mon enfance n'était pas seulement mes jambes, mais surtout une partie de mon système nerveux – le végétatif, pour être précis, que l'on appelle aussi « système nerveux organique ». Bien que le nœud sinusal soit le métronome principal du cœur, des centres de niveau supérieur peuvent nettement influencer son activité par le biais de ce système nerveux organique. Notre rythme cardiaque est ainsi, selon les besoins, accéléré ou ralenti, renforcé ou affaibli.

On distingue au sein du système nerveux végétatif deux parties aux effets contraires : le système sympathique et le système parasympathique. Ensemble, ils dirigent une grande part de nos fonctions corporelles, et notamment celles du cœur. Et bien que ces deux systèmes agissent de manière diamétralement opposée, ils se complètent admirablement. En situation d'urgence, nos nerfs sympathiques nous mettent sans tarder en état d'alerte. Ils agrandissent nos pupilles pour que nous puissions voir même si la luminosité est mauvaise, augmentent notre activité musculaire pour que nous soyons en mesure de combattre mais aussi de fuir plus vite, et élargissent nos bronches pour que nous respirions mieux. Le physiologiste américain Walter Cannon a forgé le terme *fight-or-flight-reaction*[1] pour décrire l'ensemble de ces effets. La description est parfaite ! Quand je courais devant les élèves plus âgés pour rentrer chez moi, j'étais en fuite, et mon système sympathique constituait mon moteur-fusée inépuisable.

Le système parasympathique a la fonction inverse, « relaxante », activée par exemple quand on a trop mangé et qu'on se retrouve en état de « coma digestif », qui nous incite à nous vautrer sur le canapé après un repas plantureux. Comme la digestion a désormais priorité absolue, nos nerfs parasympathiques réduisent l'activité générale du corps et augmentent à la place l'irrigation sanguine de l'estomac, de l'intestin et du foie. Dans les pays anglophones, cette fatigue paralysante post-ripailles est aussi connue sous le nom de *rest-and-digest-phenomenom*[2].

Le système sympathique a plusieurs effets sur le cœur. L'un d'eux est l'élévation de la fréquence des battements, effectuée par influence directe sur le nœud sinusal. La force de contraction des cellules musculaires cardiaques augmente aussi. Le mécanisme responsable de cet effet est une activation de ce qu'on appelle les récepteurs β_1 dans la membrane cellulaire. De plus, la durée de contraction des muscles est réduite, de sorte que le cœur bat plus vite – et permet de courir plus rapidement.

1. « Se battre ou fuir. »
2. « Phénomène de repos et digestion. »

Heureusement, le très complexe système nerveux végétatif peut aisément être influencé au moyen de médicaments, ce qui se révèle bien utile pour le traitement de maladies cardiaques et vasculaires chroniques, notamment en médecine d'urgence. Les remèdes les plus connus sont les célèbres bêtabloquants, qui bloquent les récepteurs β_1 et réduisent ainsi la tension et le pouls au repos. D'autres médicaments agissent sur le système végétatif: fabriqués à partir de la digitale pourpre, une fleur aussi appelée gant-de-Notre-Dame, ils sont nommés préparations digitaliques. En cas de faiblesse cardiaque importante, ils permettent d'élever la force de contraction du cœur tout en abaissant sa fréquence de battement.

Dans le cas dramatique d'un arrêt cardiaque, on va encore plus loin: on augmente l'activité du système sympathique tout en entravant celui de son pendant, le système parasympathique, en administrant de l'adrénaline et de l'atropine. L'adrénaline est une hormone de stress issue du cortex surrénal, ce qu'on appelle un sympathomimétique. Ce terme décrit précisément sa fonction: le mot grec *mímesis* signifie «imitation»; l'adrénaline imite le système sympathique, c'est-à-dire qu'elle élève son activité, entraînant donc une élévation de la fréquence cardiaque, un élargissement des bronches et une hausse de la tension.

L'atropine, au contraire, a un effet nommé anticholinergique[1], ce qui signifie en gros «acheveur de l'effet parasympathique». Il réduit donc l'influence sur le cœur des fibres parasympathiques. Après l'administra-

1. L'acétylcholine est le principal neuromédiateur, ou messager chimique, du système nerveux parasympathique. *(N.d.l.T.)*

tion de ces deux préparations aux effets parallèles, leur influence sur le cœur à l'arrêt est littéralement *sympathique* : au cours de la réanimation, elles aident à le faire revenir à la vie après cet *antipathique* arrêt cardiaque.

Mais l'effet de tous ces médicaments ne se limite nullement au système cardiovasculaire. On peut, à petites doses, profiter de leurs vertus au quotidien. Ainsi, certains sprays nasals contiennent de l'adrénaline (aussi appelée épinéphrine) qui rétrécit les vaisseaux des muqueuses, les faisant ainsi désenfler en très peu de temps. Cela n'est toutefois bénéfique que lorsqu'on n'en abuse pas, sans quoi on risque de créer ce qu'on appelle un effet de rebond ; il entraîne une nouvelle irrigation accentuée des muqueuses nasales, ce qui les fait gonfler à nouveau. Pas étonnant que de si nombreuses personnes soient pratiquement accros aux pulvérisateurs nasals.

L'atropine synthétique est par ailleurs employée en ophtalmologie. Appliquée en gouttes dans les yeux, elle y entrave les fonctions parasympathiques, notamment responsables du rétrécissement des pupilles. Résultat : les influences sympathiques dominent et les pupilles s'agrandissent. Cela facilite au médecin l'examen de la cornée, mais entraîne un inconvénient pour le patient : pendant un bon moment, il voit le monde très flou.

Jadis, des pupilles dilatées étaient un critère de beauté, notamment chez les femmes. De nombreuses dames se mettaient donc dans les yeux des gouttes de mélanges à base d'atropine. Voilà d'où la toxique belladone, plante de laquelle on tirait alors l'atropine, tient son nom (*bella donna* : « belle femme » en italien).

Je vois rouge !

Que serait un moteur sans carburant ? Rien qu'un tas de métal inutile. Un moteur, comme son nom l'indique, est là pour tourner, et pour cela, il faut de l'essence dans son réservoir. Dans notre corps, le carburant, c'est le sang – sans ce jus rouge, rien ne roule ! Et comme il remplit de nombreuses fonctions primordiales, il est aussi qualifié, à juste titre, d'organe liquide. Entre 5 et 6 litres de sang circulent dans les vaisseaux d'un corps d'adulte moyen. Le sang est constitué d'éléments liquides et solides. Le liquide, le plasma sanguin, représente environ 55 % de son volume chez un homme adulte[1] ; il est principalement composé d'eau, de protéines, de sels et de monosaccharides, mais contient aussi beaucoup d'autres substances variées. L'élément solide, l'hématocrite, représente quant à lui 44 % du volume sanguin. Il est constitué de composants cellulaires notamment issus des différents globules rouges, et de cellules spéciales du système immunitaire.

1. Un peu plus chez les femmes.

Il y a quelque temps, alors que je jouais avec ma nièce dans sa cabane dans un arbre, elle a dit une chose qui m'a fait réfléchir. Maladroit comme je le suis, je m'étais éraflé le bras, et après avoir abondamment soufflé sur mon écorchure, elle a remarqué, étonnée :

— Ton sang, on dirait du ketchup !

La justesse de sa réflexion apparaît non seulement quand on observe le sang, mais aussi quand on connaît ses caractéristiques. Il est rouge et visqueux, et contient, tout comme le ketchup, du sucre et diverses autres substances solides. D'un point de vue physique, le sang est ce qu'on appelle un liquide non newtonien, ce qui signifie tout simplement qu'il a des facultés d'écoulement différentes de celles de l'eau. En effet, bon nombre des substances qui naviguent dans le sang ne sont pas solubles dans le plasma, à l'inverse du sel dans l'eau, par exemple.

Un tel mélange de liquide et de particules flottantes solides s'appelle une suspension. La suspension sanguine est particulière en ceci que ses caractéristiques se modifient avec sa vitesse d'écoulement. Plus le sang coule vite, plus la suspension se transforme en émulsion, un mélange finement réparti de deux liquides normalement non miscibles. La faute à la déformabilité des globules rouges. Quand on met une cuillerée d'huile d'olive dans un verre d'eau, les deux liquides ne se mêlent pas, et un vaste tapis d'huile surnage à la surface de l'eau. Cependant, si l'on remue énergiquement, l'huile se répartit dans l'eau en gouttelettes microscopiques. C'est une émulsion. Rapporté au cœur, cela signifie qu'à grande vitesse d'écoulement, les globules rouges s'y comportent à peu près comme des gouttelettes d'huile dans de l'eau.

Les globules, en plus des rouges et des blancs[1] déjà évoqués, ce sont aussi les plaquettes sanguines, qui lancent le processus de coagulation en cas de blessure. Si, comme moi, on se blesse maladroitement au bras, elles font aussitôt en sorte que l'ouverture pratiquée sur la peau arrête de saigner le plus vite possible. Pour ce faire, elles se regroupent très rapidement en un gros tas et libèrent une protéine filandreuse nommée fibrine. Un filament de fibrine, 1 000 fois plus fin qu'un cheveu, est une des substances biologiques les plus élastiques qui soient. Tous ensemble, ces filaments forment un filet serré qui arrête le saignement. Ce mécanisme peut sauver des vies.

---

1. Voir p. 213 : « La (presque) invincible armée du corps ».

Globules rouges en maillot jaune

Pourquoi l'Érythrée s'appelle-t-elle l'Érythrée ? Parce qu'elle est située au bord de la mer Rouge. En effet, le mot grec *érythrós* signifie « rouge ». C'est pour cela que les globules rouges sont aussi nommés érythrocytes, la seconde partie du mot dérivant du grec *kýtos*, qui veut dire « gaine ». Les vertébrés possèdent entre 24 et 30 billions d'érythrocytes, ce qui en fait le type de cellule le plus représenté dans le sang. Chez les humains, ce sont des entités dénuées de noyau, de la forme d'un disque, et bosselées des deux côtés comme des bonbons Drops. Cette structure leur permet d'absorber plus facilement l'oxygène, étant donné que la distance entre l'intérieur de la cellule et la membrane externe est ainsi nettement plus courte que dans une cellule sphérique, par exemple.

Leur déformation n'indique rien de bon. Ainsi, un assèchement, diverses intoxications, une carence en vitamines ou un gène défectueux peuvent leur faire perdre malgré eux leur forme ronde aplatie et leur donner une apparence de boule, de gobelet ou même de boule épineuse. Les érythrocytes modifient aussi leurs contours dans les capillaires étroits, où ils diffusent leur oxygène et absorbent du dioxyde de carbone, mais cette fois de manière volontaire et justifiée : pour pouvoir y passer (l'un derrière l'autre, en file indienne), ils s'étirent et deviennent très minces.

Comme vous le savez désormais, la mission des globules rouges est le transport des gaz, c'est-à-dire l'acheminement de l'oxygène des poumons vers les vaisseaux et du dioxyde de carbone dans l'autre sens, vers les poumons. S'ils sont capables de convoyer l'oxygène, ainsi chargés comme des baudets, c'est grâce à l'hémoglobine, le colorant rouge du sang, dont ils sont composés à 90 %. Cette protéine fixe l'oxygène et doit sa couleur rouge à une liaison avec un atome central de fer, l'hème.

Mais comment l'hémoglobine sait-elle qu'il est temps de libérer de l'oxygène et de se charger en dioxyde de carbone, ou l'inverse ? C'est ici qu'intervient l'effet Bohr : dans l'idéal, il maintient dans notre sang l'équilibre entre les acides et les bases. Plus le sang contient de dioxyde de carbone, plus il devient acide, et inversement. C'est pour cela que le sang est plus basique dans les vaisseaux pulmonaires riches en oxygène que, par exemple, dans les capillaires du bout des doigts, où le dioxyde de carbone domine. Afin de rétablir la balance entre les deux gaz et de maintenir le pH[1] à un taux aussi constant que possible, les érythrocytes déposent l'oxygène au bout des doigts et se chargent à la place de dioxyde de carbone, tandis que dans les poumons, l'échange de gaz se déroule exactement dans l'autre sens.

1. Unité de mesure du caractère acide ou basique d'une solution.

Pour les érythrocytes, à la longue, c'est très fatigant. Ils ne font donc pas de vieux os : au bout de quatre mois d'existence, ils sont à nouveau décomposés par des macrophages dans le foie, la rate et la moelle osseuse. Cela oblige évidemment notre corps à remplacer en permanence les globules morts par d'autres fraîchement produits. La moelle osseuse envoie donc à chaque seconde environ 2 millions de globules rouges dans le sang, pour un total impressionnant de 175 à 200 milliards par jour.

Chez l'adulte, les érythrocytes sont fabriqués dans la moelle osseuse rouge ; chez le fœtus au contraire, ce sont le foie et la rate qui s'en chargent. Une hormone nommée érythropoïétine, rendue célèbre, notamment pendant le Tour de France, sous son abréviation d'EPO, joue ici un rôle déterminant. Dès que des capteurs enregistrent un manque d'oxygène quelque part dans notre corps, nos reins produisent cette hormone. Elle relance alors massivement la production de globules rouges ; du coup, le sang peut transporter davantage d'oxygène, et la résistance corporelle à l'effort augmente sensiblement. Pour soutenir ce processus, certains sportifs se livrent volontiers à de longues séances d'entraînement en altitude : puisqu'ils se démènent dans des régions où l'air contient moins d'oxygène, leur corps est obligé d'augmenter fortement la diffusion d'érythrocytes par le biais de l'EPO.

Mais il existe une manière plus simple de passer le premier la ligne d'arrivée : s'injecter directement de l'EPO dans le sang. Bien entendu, il s'agit là de dopage, une pratique strictement interdite. Non seulement ce n'est pas fair-play, mais c'est en plus extrêmement dangereux pour la personne dopée elle-même, car si on augmente artificiellement la quantité de globules rouges, le sang devient plus visqueux, aggravant ainsi le risque d'infarctus, d'AVC et de dégradation des organes. Un mélange d'EPO et de substances stimulantes est un cocktail dangereux ; quiconque l'utilise risque de payer son maillot jaune au prix fort. De fait, il arrive régulièrement que des sportifs de haut niveau dopés meurent jeunes de crise cardiaque. Fondamentalement, prendre de nombreux produits dopants ne peut pas, à long terme, remplacer un entraînement intensif. Ainsi, un cœur shooté aux hormones de croissance est certes nettement plus musclé que celui d'un simple mortel, mais malheureusement, le développement de sa musculature se fait vers l'intérieur, ce qui finit par comprimer les ventricules. Il est bien plus sain de stimuler la croissance de la musculature cardiaque par un entraînement régulier et très progressif. Le cœur devient alors automatiquement de plus en plus puissant et est en mesure d'accomplir de véritables exploits, même sans dopage.

SANS TENSION, RIEN NE VA

Tout sur les mécanismes de la tension artérielle

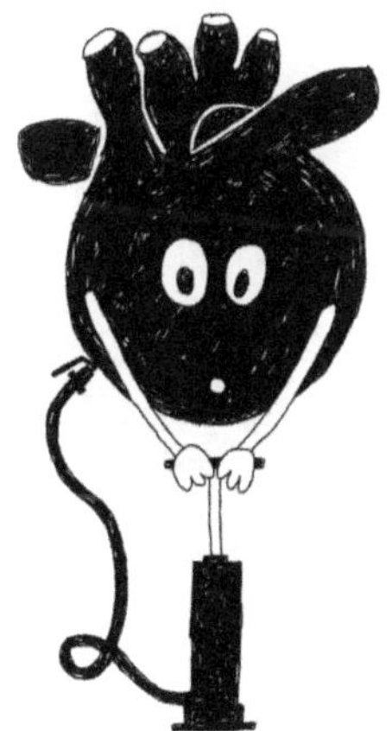

Un chaudron sous pression

Quand on parle de tension artérielle, on évoque la pression que le sang exerce sur la paroi des artères dans un domaine donné de notre système vasculaire. Il faut distinguer ici deux valeurs : la pression systolique et la pression diastolique, respectivement appelées tension haute et tension basse dans le langage courant. Quand le ventricule gauche est rempli, il se contracte et envoie du sang dans l'aorte. Les médecins appellent ce phénomène la systole, ce pour quoi la pression alors générée dans les vaisseaux est qualifiée de systolique. Pour l'exprimer autrement : la pression systolique indique la valeur maximale avec laquelle le sang est pompé hors du cœur vers le corps. Ensuite, le ventricule gauche doit se remplir de nouveau. À ce moment, bien sûr, la tension retombe, et la valeur la plus basse alors atteinte est qualifiée de diastolique.

Ces deux valeurs peuvent être mesurées avec une manchette et un stéthoscope disposé sur le bras, par exemple. Si on pose le stéthoscope sur l'artère du pli du coude, on n'entend d'abord rien du tout, parce que le sang circule sans entrave. Les flux de liquide n'émettent de bruit qu'en rencontrant un obstacle, comme un ruisseau qui ne clapote que lorsque l'eau touche des pierres. C'est ici qu'entre en jeu la manchette du tensiomètre : après avoir été disposée autour du bras, elle est fortement gonflée. Cela produit une pression croissante sur le bras et donc sur l'artère du creux du coude, qui finit par être compressée au point de ne plus laisser passer de sang. On ouvre alors la valve de la manchette pour en faire lentement sortir l'air, et la pression exercée sur le bras diminue. Une fois qu'elle atteint exactement la valeur de la pression régnant à l'intérieur de l'artère, un flot de sang afflue à travers le passage rétréci avant que celui-ci ne se referme.

C'est précisément lors de ce bref désengorgement qu'un bruit bien audible se produit. Dès qu'on l'entend, on lit la valeur, qui est donc systolique, sur le cadran gradué de l'appareil. Chez une personne en bonne santé, il s'agit d'environ 120 mmHg[1].

Si on dégonfle alors encore un peu la manchette, on entend un bruit de tapotement à chaque fois que le flot de sang arrivant se force un passage à travers l'artère. Cela fonctionne ainsi jusqu'à ce que le sang circule de nouveau sans entrave. Soudain, on n'entend plus rien du tout, et on peut lire sur l'appareil la valeur de la pression diastolique. Si tout est normal, elle est de 70 à 80 mmHg. L'indication de tension 125/80 signifie donc

1. Cette abréviation est celle du millimètre de mercure. Jadis, on mesurait la tension avec de vraies colonnes de mercure, comme sur un thermomètre à fièvre. On observait de combien de millimètres le mercure montait dans la colonne, projeté par la pression.

que la pression à l'intérieur des artères est de 125 mmHg au maximum et de 80 mmHg au minimum.

Si la tension mesurée est supérieure à 140/90 mmHg au repos, on parle de légère hypertonie, à partir de 160/100 mmHg d'hypertonie de deuxième niveau, ou moyenne, et au-delà de 180/110 mmHg d'hypertonie de troisième niveau, c'est-à-dire forte.

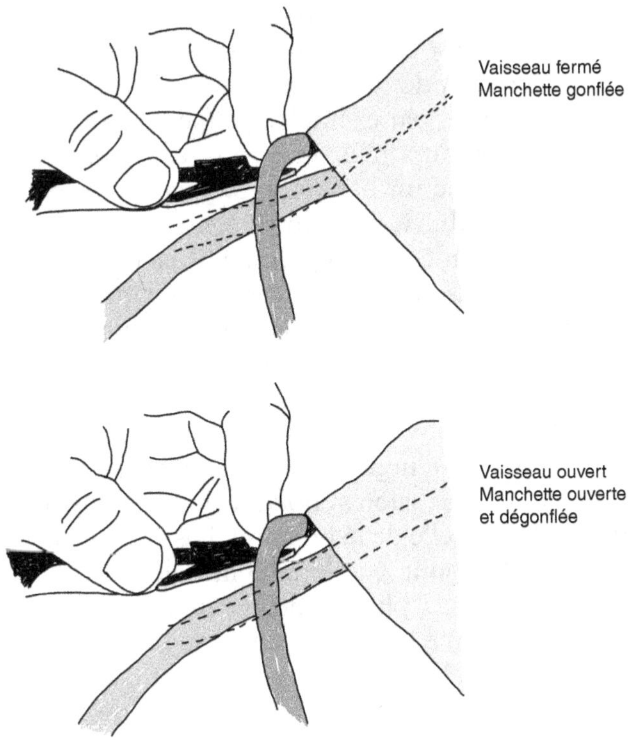

Mesure de la tension : les pointillés représentent les vaisseaux sanguins du bras.

L'hypertonie dite « de la blouse blanche » est un phénomène fréquemment observé dans les cabinets médicaux et les hôpitaux. Quand un patient vient chez le médecin ou entre à l'hôpital, sa nervosité fait souvent augmenter sa tension artérielle, sans que celle-ci ne soit réellement trop élevée. Pour éviter que les mesures n'en soient perturbées, on peut procéder à une observation à long terme, pendant plusieurs jours, à l'aide d'un tensiomètre mobile automatique.

Si la pression est continuellement trop élevée, un risque accru d'endommagement des vaisseaux sanguins existe. Il se peut, par exemple, qu'une artère du cerveau s'élargisse toujours plus, jusqu'à se déchirer ou même exploser comme un ballon de baudruche trop gonflé. Selon la taille du vaisseau touché, une quantité plus ou moins importante de sang en jaillit alors, ce qui peut avoir des effets catastrophiques, allant même jusqu'à une mort immédiate. Un vaisseau sanguin dans lequel est exercée en permanence une pression trop élevée, et qui est donc continuellement surmené, en souffre gravement et finit par subir des dommages irréparables.

En médecine d'urgence, on entend souvent dire que la valeur de la pression systolique doit être supérieure à 100 mmHg et celle de la pression diastolique inférieure à 100 mmHg pour que le patient aille bien. Même si c'est vrai pour la plupart des gens, cela ne peut être considéré comme la réponse universelle à l'analyse de la pression artérielle. En effet, si on souffre d'hypertension chronique, avec par exemple des valeurs de 180/110, et qu'on subit un choc circulatoire, la tension baisse rapidement, par exemple jusqu'à 130/70. Même si ce choc réduit la tension, cela n'a rien de positif pour le patient – c'est au contraire très dangereux. Le terme de « choc » ne désigne pas ici une situation de grande excitation ou de tension nerveuse, mais plutôt un déséquilibre entre la quantité de sang nécessitée et celle disponible, et donc une trop faible irrigation des capillaires.

Cela signifie que certains tissus ne sont plus suffisamment approvisionnés en sang ; dans le cas du cerveau, ça peut entraîner la mort immédiate. On différencie en la matière le choc hypovolémique relatif du choc hypovolémique absolu. Dans sa version absolue, qui peut être la conséquence d'un grave accident, une grande quantité de sang s'écoule du corps ; dans sa forme relative, la quantité de sang totale demeure inchangée, mais une grande partie « s'enlise » dans les jambes et les autres tissus de la moitié inférieure du corps. La conséquence est d'abord identique : les organes reçoivent trop peu de nutriments, et surtout trop peu d'oxygène. En cas de choc hypovolémique relatif, surélever les jambes du patient pour soutenir le reflux du sang en direction du cœur peut être très efficace. Cela ne fait pas de mal non plus en cas de choc hypovolémique absolu, bien qu'il soit alors beaucoup plus important de stopper au plus vite l'hémorragie.

Alors, la prochaine fois que vous viendra l'envie de poser les pieds sur votre bureau, vous pourrez prétendre avoir des problèmes de tension artérielle, excellente excuse pour vous accorder une petite pause bien méritée.

Une bouteille à moitié pleine...

Par un bel après-midi d'été ensoleillé, je savoure la chaleur, assis sur un banc devant le poste de secours. Il ne s'est pas encore passé grand-chose, aujourd'hui. Quelques transports de malades, deux interventions anodines, aucun cas compliqué. Encore trois heures de service et je pourrai rentrer à la maison. Indolent, j'observe les oiseaux qui gazouillent et écoute le vrombissement des abeilles dans les buissons. Cette idylle estivale est soudain brutalement interrompue : ça vibre à ma ceinture.

« Oh non, pas maintenant... », m'exclamé-je en bondissant.

Mais par chance, c'est l'arrivée d'un SMS, et non mon bippeur d'alerte, qui m'a fait sursauter : une amie m'invite à une soirée barbecue. Je me laisse retomber sur le banc et cligne des yeux au soleil, soulagé. Alors que je m'apprête à répondre, nouvelles vibrations : cette fois, c'est bien mon bippeur. Piqûre d'insecte avec dysrégulation circulatoire, sans doute suite à une réaction allergique. Il faut immédiatement une ambulance, donc nous, ainsi qu'un médecin urgentiste, qui va sans doute venir de la ville voisine.

Stefan et moi sautons en voiture et, quelques secondes plus tard, sommes en route pour le lieu d'intervention, avec sirène et gyrophare. Quatre minutes après l'alerte, nous arrivons ; sur le trottoir, un homme nous fait signe. Je descends, endosse comme d'habitude mon sac à dos de secours, saisis la bouteille d'oxygène dans la main gauche et l'électrocardiographe dans la droite. Nous suivons le monsieur, très nerveux, qui nous emmène dans le jardin derrière la maison. Une vieille dame est allongée dans l'herbe à côté d'un parterre de fleurs. Elle est consciente, respire un peu plus vite que la normale, mais rien ne semble menaçant. En revanche, la pâleur extrême de sa peau nous saute aux yeux. Quand elle nous aperçoit, elle désigne sa main et murmure :

« Piquée ici. Ici ! »

Tandis que je lui tends une compresse rafraîchissante à effet immédiat, Stefan effectue une brève anamnèse et mesure sa tension.

« Le pouls est régulier, difficile à déceler, tachycarde », lance-t-il brièvement.

Pendant ce temps, je prépare une perfusion et un accès veineux.

« Pouls régulier », c'est une bonne nouvelle. Rien d'étonnant, dans cette situation, qu'il soit difficile à déceler sur l'avant-bras. « Tachycarde » signifie que sa fréquence est élevée.

« Tension : 120/80. »

Je dresse l'oreille. 120/80 semble d'abord être une valeur normale, mais la dame est tellement blême que cela ne peut pas être sa tension habituelle : elle est manifestement en hypotension. Stefan lui demande alors ses antécédents médicaux. L'air coupable, la patiente nous explique souffrir d'hypertension mais ne pas avoir encore pris ses médicaments quotidiens. Elle nous dit avoir habituellement une tension au repos de 190/110. Tout s'éclaire.

Tension trop basse, pouls bien trop élevé et piqûre d'insecte : le soupçon de diagnostic « choc anaphylactique ou allergique » s'impose. En un tel cas, les vaisseaux s'élargissent en réaction au poison de l'insecte, leurs parois deviennent poreuses et le liquide suinte dans les tissus. Une des conséquences visibles est la formation de cloques et de plaques sur la peau, qui sont ici abondantes.

Lors d'un choc, les organes se retrouvent en manque de sang. Si le patient est en plus en position debout, sa tête ne reçoit plus assez de sang, et si le cerveau est sous-irrigué, la personne tombe à la renverse. C'est désagréable, mais judicieux du point de vue du corps, car le cerveau d'un corps allongé est beaucoup mieux alimenté. Comparons le patient à une bouteille d'eau. Le bouchon représente la tête, la bouteille elle-même le corps, et l'eau est le sang. Si la bouteille est complètement remplie, l'eau arrive partout. Si la bouteille n'est plus qu'à moitié pleine, tout comme le corps en manque de sang après un choc, le bouchon reste sec. Cependant, en couchant la bouteille, on permet au moins à une petite quantité d'eau d'en atteindre le haut. Pour en revenir au choc : un patient allongé risque peu de perdre connaissance, alors que debout, le danger d'évanouissement est beaucoup plus grand. Comme on l'a vu, on peut nettement améliorer l'irrigation de la tête et du cerveau en élevant simplement les jambes du malade.

C'est ce que nous avons fait pour cette patiente, bien entendu, et une fois l'accès veineux établi, la perfusion remplace le sang manquant et elle reprend peu à peu des couleurs. À cet instant retentit la sirène de la voiture du médecin urgentiste, mais par chance, tout s'est bien passé, et nous n'aurons pas vraiment besoin de lui.

En plus de cet effondrement, généralement involontaire, destiné à maintenir tant bien que mal la tension vasculaire et à améliorer ainsi l'apport de sang au cerveau, notre corps dispose d'autres mécanismes pour empêcher la tension de trop baisser. Un des modes de guidage les plus discrets est le système rénine-angiotensine-aldostérone (SRAA), qui étrécit les vaisseaux et augmente la quantité de sang. En effet, quand le cœur bat plus fort et pompe davantage de sang dans les vaisseaux, la pression augmente, c'est logique. De plus, le diamètre des vaisseaux détermine lui aussi la pression. Plus un vaisseau est étroit, plus la résistance qu'il oppose au flux sanguin est élevée, ce qui fait, là aussi, monter la tension artérielle.

L'angiotensine II est l'hormone centrale du SRAA. Une fois libérée, elle active des fibres sympathiques qui étrécissent les vaisseaux ; à l'intérieur, la tension monte. Mais commençons par le commencement : une hormone nommée angiotensinogène et fabriquée dans le foie barbote sous son état préliminaire dans notre plasma sanguin. S'y trouve aussi un enzyme similaire à une hormone, la rénine. Elle peut venir des reins et des glandes surrénales, mais aussi de l'utérus, des glandes salivaires ou de l'hypophyse.

Si tous deux se rencontrent, la rénine divise l'angiotensinogène et en fait de l'angiotensine I. Celle-ci est ensuite transformée par l'enzyme de conversion 2, ou ECA, en une forme active, baptisée (avec une grande créativité) angiotensine II. Cette angiotensine II assure entre autres la contraction des fibres musculaires lisses dans les parois vasculaires, ce qui élève bien entendu la résistance des vaisseaux. C'est une sorte de sergent instructeur des vaisseaux sanguins, qui hurle aux parois : « Encore une pompe, bande de flemmards, je veux vous voir transpirer ! »

De plus, en grande quantité, l'angiotensine II donne soif et augmente l'envie de sel. Elle fait ainsi en sorte qu'une hormone stéroïdienne nommée aldostérone soit diffusée dans le cortex rénal ; celle-ci pousse nos reins à éliminer moins d'ions de sodium et de chlorure. En conséquence, le corps conserve davantage d'eau, au lieu de s'en débarrasser dans la cuvette des toilettes. Tous ces effets distincts entraînent, une fois assemblés, une très nette augmentation de la quantité de sang et de la pression artérielle.

Nous l'avons vu, l'ECA joue un rôle décisif dans ce mécanisme compliqué d'augmentation de la tension. À l'inverse, cela signifie qu'on peut réduire la tension artérielle en le bloquant avec des médicaments. C'est le principe d'une série de remèdes hypotenseurs regroupés sous l'appellation générique d'inhibiteurs d'ECA.

Une de mes hormones préférées, dont l'angiotensine II provoque aussi la diffusion accrue, est l'hormone antidiurétique (ADH) venue de l'hypophyse. Elle pousse les reins à conserver davantage d'eau au lieu de l'éliminer par l'urine (d'où son nom). Conséquence : la tension augmente.

Dans la pratique, cela fonctionne de la manière suivante : vous êtes assis dans un bar, le ventre bien rempli de bière et les jambes croisées. La sensation désagréable dans votre abdomen est passée d'un vague tiraillement à un picotement brûlant. Certes, les études empiriques menées lors de précédentes soirées festives ont démontré que votre absence de réaction était judicieuse, puisque même si vous allez aux toilettes maintenant, il vous faudra de toute façon y retourner un quart d'heure plus tard, mais vous ne vous sentez pourtant pas très à l'aise. Enfin, n'y tenant plus, vous finissez par aller vider votre vessie surmenée en poussant un « Aaah » de soulagement. Si la bière et le schnaps nous envoient toujours urgemment aux toilettes, c'est parce que l'alcool inhibe cette fameuse ADH. Les reins retiennent moins d'eau dans le corps, la vessie se remplit, et nous nous changeons en chute d'eau humaine.

Tous ces effets de la diffusion d'angiotensine II augmentent la tension artérielle. Notre cœur peut y réagir à court terme à l'aide de son auricule droite, une excroissance de son atrium droit. Une fois l'auricule étirée par un volume de sang élevé, elle libère une hormone spéciale qui entraîne les reins à éliminer du chlorure de sodium et de l'eau. La tension diminue alors.

Toutefois, si le niveau d'angiotensine II est en permanence trop élevé, on se retrouve en général avec une tension elle aussi trop haute, ce qui, nous l'avons vu, favorise la dégradation des organes et des vaisseaux. Il est donc nécessaire de traiter une hypertonie avant tout avec des médicaments, par exemple des inhibiteurs d'ADH. Par ailleurs, on peut réduire la force de contraction du cœur, et donc la tension artérielle et la fréquence du pouls, avec des bêtabloquants. Toutefois, il convient de le faire prudemment, surtout en présence d'une faiblesse cardiaque. Il faut commencer le traitement par de toutes petites doses que l'on augmente peu à peu en fonction de ce que supporte le patient. Sinon, on court le risque de trop faire baisser la tension.

On peut agir soi-même sur de nombreux facteurs jouant sur la tension artérielle, comme l'alimentation ou la consommation d'alcool et de cigarettes, mais d'autres restent peu ou pas influençables. La Ligue allemande de l'hypertension, une association spécialisée qui se consacre à l'hypertension et à sa prévention, a signalé par exemple un lien très net entre l'hypertension artérielle et le poids à la naissance. Ainsi, les personnes ayant un faible poids à la naissance souffriront plus souvent d'hypertension que les bébés plus lourds. Il semble que la tension sanguine des nouveau-nés anormalement légers soit d'abord basse, mais qu'au cours de la première année de vie, elle augmente davantage que celle des enfants de poids standard. Cet étonnant mécanisme semble causé par ce qu'on appelle la croissance de rattrapage. Plus vite le petit corps tente de rattraper sa croissance en retard, plus augmente le risque de problèmes cardiovasculaires qui entraîneront plus tard une hypertension nécessitant des soins.

La mère aussi peut souffrir de troubles de tension pendant sa grossesse. Cela est relativement fréquent, et généralement sans danger : une grossesse est une chose merveilleuse, et le cœur est parfaitement préparé à battre non seulement pour la mère, mais aussi pour l'enfant à naître.

Un cœur pour deux

Une grossesse est une période terriblement excitante pour les futurs parents, et elle entraîne bien des palpitations. Est-ce que tout ira bien ? Comment sera notre vie avec un enfant ? Tu sens les coups de pied ? Je suis toujours impressionné de voir une telle merveille grandir ainsi à l'intérieur de quelqu'un. Beaucoup de choses changent pendant ce laps de temps relativement bref. Je ne pense pas seulement ici à un de mes amis qui, pour son bébé, a troqué sa voiture de sport contre un carrosse familial et a même repeint sa salle de détente en rose pour la transformer en paradis enfantin : il s'est plié avec joie à ces compromis. Sa femme, en revanche, a dû faire des sacrifices bien plus difficiles. Elle a notamment souffert pendant sa grossesse de problèmes de tension.

Environ un quart des femmes enceintes se plaignent à partir de la vingtième semaine de ce qu'on appelle l'hypertonie artérielle gravidique. Les futures mamans en surpoids sont particulièrement touchées. Cela reste sans danger, à condition que des contrôles réguliers soient effectués par un médecin. Toutefois, si la tension artérielle est beaucoup trop élevée, le passage à l'hôpital devient inévitable, afin de réduire la tension à l'aide de médicaments. Inutile de craindre de nuire ainsi à son enfant : les médecins sont justement là pour veiller à ce que la mère et le fœtus aillent le mieux possible.

Généralement, dans les trois mois suivant l'accouchement, la tension retrouve son niveau d'avant la grossesse. On ne sait pas encore exactement pourquoi la tension artérielle peut ainsi monter pendant cette période, mais on suppose que c'est lié à l'augmentation du volume de sang – le cœur d'une femme enceinte ne bat pas seulement pour la mère, mais aussi pour le bébé qu'elle porte.

Mais qu'en est-il d'une femme souffrant d'une pathologie cardiaque ? Après tout, la grossesse est une énorme épreuve pour tout l'organisme, et donc aussi pour le cœur de la future maman. Non seulement son volume sanguin augmente de moitié, mais son cœur grossit. En effet, il doit travailler beaucoup plus durement. Comme on vient de le voir, les troubles de tension artérielle sont très fréquents pendant la grossesse, et ils peuvent devenir vraiment problématiques en cas d'existence préalable d'un trouble cardiaque. Si le cœur est surmené et ne délivre pas assez de sang, il peut arriver, dans le pire des cas, que l'enfant soit sous-alimenté. Le fœtus ne grandit alors pas comme il le devrait, ce qui peut, dans une situation extrême, entraîner une naissance prématurée, voire le décès *in utero*. Dans le cas de problèmes cardiaques précis, comme la présence d'une prothèse valvulaire (posée quand une valve cardiaque ne ferme plus correctement ou devient trop étroite), ou avec le syndrome de Marfan, une maladie des tissus conjonctifs qui a sur le cœur de nombreux effets négatifs, le gynécologue peut conseiller de renoncer complètement à une grossesse, par précaution.

La cardiomyopathie du peripartum[1] (CMP-PP) est une maladie sur laquelle la recherche actuelle se penche de plus en plus. Des femmes au cœur par ailleurs en parfaite santé affichent soudain pendant la dernière phase de la grossesse, ou peu après l'accouchement, des symptômes tels qu'abattement, insuffisance respiratoire, toux d'irritation, œdèmes des jambes et palpitations cardiaques. Cette situation dramatique peut aller jusqu'à provoquer un choc cardiogène, qui représente un danger mortel.

Comme on ignore à ce jour complètement les causes de cette maladie, elle fait l'objet d'une recherche intense, par exemple à l'université de médecine de Hanovre. On suppose que la CMP-PP est une affection de la paroi interne des vaisseaux sanguins, et que l'hormone dite « d'allaitement », la prolactine[2], serait liée à son apparition. De plus, des facteurs de risque tels que l'hypertension artérielle, le tabagisme ou les infections semblent jouer un rôle important.

Actuellement, les scientifiques travaillent à un concept de traitement médicamenteux destiné à bloquer la prolactine à l'aide d'une substance appelée bromocriptine. La directrice de l'étude précise : « Bien que les critères indiquant une CMP-PP soient clairement définis, la maladie reste souvent ignorée. » Cela peut

1. Altération musculaire pathologique à la fin ou à la suite de la grossesse.

2. La prolactine est l'hormone responsable de la production du lait et du rétablissement de l'utérus après l'accouchement.

aussi être lié au fait que de nombreuses mères ne se sentent pas particulièrement en forme avant et après l'accouchement ; leur corps est complètement sens dessus dessous et les symptômes de CMP-PP ne sont tout simplement pas reconnus pour tels.

Heureusement, dans la plupart des cas, les suites de l'accouchement n'entraînent aucune raison de s'inquiéter. Au contraire : la naissance s'est bien passée, une nouvelle vie est arrivée, et un second petit cœur bat, plein d'entrain et de vitalité.

LE CŒUR DE LA BELLE AU BOIS DORMANT

Tout sur un sommeil (mal)sain, trop de stress, les chagrins d'amour et les défaillances cardiaques

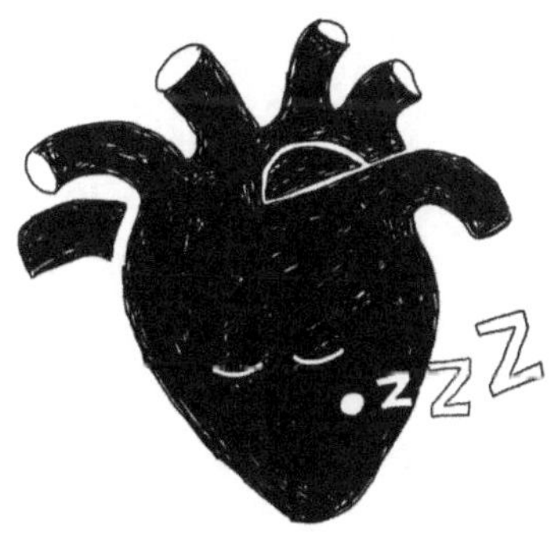

Le cœur ne dort jamais

Je suis étendu dans mon lit, parfaitement éveillé, et écoute le tic-tac de mon réveil. Pourquoi suis-je complètement incapable de m'endormir ? Bon, c'est vrai, je suis encore tendu car j'ai passé une journée stressante, aujourd'hui – hier, en fait, car il est déjà 3 h 30. Dans moins de trois heures, ce sale engin va se remettre à sonner. Je me tourne et me retourne dans tous les sens, passe dix bonnes minutes à chercher la position parfaite sur mon oreiller, mais quoi que j'y fasse, je ne trouve pas le calme.

Il y a tout juste une semaine, j'ai lu un article sur le rapport entre les troubles du sommeil et l'insuffisance cardiaque. Un groupe de chercheurs norvégiens a publié à ce sujet dans le *European Heart Journal* les résultats d'une étude intéressante : les scientifiques ont examiné pendant onze ans un total de 54 000 personnes âgées de vingt à quatre-vingt-dix ans. Ils ont établi que même s'il n'existait pas de preuves évidentes qu'un sommeil troublé aggraverait directement le risque d'insuffisance cardiaque, c'était tout de même possible. Une personne en manque de sommeil est stressée, ce qui pousse son corps à diffuser diverses hormones ayant toutes des effets négatifs sur le cœur. À la longue, cela peut vraiment provoquer l'insuffisance cardiaque. 1 412 participants de l'étude en question souffrent d'une faiblesse cardiaque, et il s'agit extrêmement souvent de personnes ayant des difficultés à trouver le sommeil ou à dormir d'une traite, toute la nuit. Mais qui nous dit que leur insuffisance cardiaque n'est pas due à d'autres problèmes ?

Pour l'établir, les chercheurs ont analysé de manière approfondie le mode de vie de tous les participants, mesuré leur tension et leur taux de cholestérol, déterminé leur forme physique, et les ont questionnés sur d'éventuelles dépressions ou anxiétés. Leur taille et leur poids ont également été pris en considération. Tous ces facteurs ont ensuite été éliminés des calculs des résultats. Toutefois, les personnes test n'ont jamais été observées dans le cadre de laboratoires de sommeil, où on aurait pu évaluer d'éventuelles autres maladies augmentant le risque de maladie cardiaque ou vasculaire, comme l'apnée du sommeil[1]. Cette étude laisse tout de même conclure que de graves troubles du sommeil peuvent avoir des effets négatifs sur le cœur.

Il est donc très probable qu'un sommeil perturbé et le manque de repos nocturne qu'il entraîne aient des répercussions directes sur la santé cardiaque. Il faut ici savoir qu'après avoir fermé les yeux, nous traversons plusieurs phases de sommeil.

La première est, en toute logique, la phase d'endormissement, ou somnolence. Elle peut durer assez

1. Ratés respiratoires pendant le sommeil.

longtemps, selon notre état de nervosité et le niveau d'activité de notre corps à ce moment-là. Nous nous éloignons alors lentement de ce monde, mais il est encore très facile de nous réveiller et de nous ramener à la réalité. Si on a la courtoisie de nous laisser tranquille, notre fréquence cardiaque ralentit, notre tension artérielle diminue et notre respiration se fait plus régulière. Nos muscles, mais surtout notre psyché, se détendent, et on est alors parfaitement préparé à glisser dans la phase suivante.

Celle-ci ne dure que quelques minutes. Bien que les muscles continuent à se relâcher, il peut ici nous arriver d'avoir quelques violents tressaillements. Si l'on ne dort pas seul, il se peut que la personne partageant notre lit l'ait déjà observé – voire ressenti, si on lui a balancé un coup de pied.

Pourtant, le cœur est maintenant en train de se calmer, et la tension baisse encore. Derrière nos paupières, nos yeux ne remuent plus que très lentement, et nous passons progressivement à la troisième phase du sommeil, qui est encore plus profonde. Les yeux sont alors complètement immobiles, et nous nous trouvons dans un état de relâchement profond et absolu. Il est toutefois possible que nous revivions durant cette phase les conflits psychiques de la journée, qui n'ont jusque-là joué aucun rôle. Plus ils ont été durs, plus souvent ils se répéteront, et notre cœur battra à chaque fois un peu plus vite. C'est seulement quand ce passage sera terminé que nous passerons à la quatrième phase de sommeil. À ce moment-là, la fréquence des flux cérébraux baisse encore et le sommeil devient toujours plus profond, jusqu'à nous mener à la cinquième phase, celle du sommeil le plus intense.

C'est le moment du sommeil nocturne auquel notre corps récupère le mieux. Le cœur ne bat plus que faiblement, moins de 50 fois par minute chez certains, la tension est au plus bas, et on est complètement détendu. Le corps se repose et se régénère. Notre système immunitaire, en particulier, profite de l'occasion pour remettre de l'ordre. C'est seulement ainsi qu'il pourra à nouveau nous protéger au mieux après notre lever. Il est donc logique qu'on tombe plus souvent malade si on ne dort pas assez.

La phase de sommeil profond dure entre une heure et demie et deux heures et se répète plusieurs fois pendant la nuit. Quiconque est réveillé à ce moment-là a énormément de mal à sortir du lit et se sent d'une humeur massacrante, mais il se rendormira probablement aussitôt si on le laisse se recoucher.

La nuit approchant progressivement de son terme, notre sommeil profond s'interrompt de plus en plus souvent et on entre dans les phases de REM[1], au cours desquelles nos yeux remuent frénétiquement, notre cerveau devient très actif et la tension et le pouls remontent. Ce sont les moments pendant lesquels nous rêvons, pendant lesquels notre corps et notre esprit « retraitent » des choses vécues à l'état d'éveil. Sans ce mécanisme, nous n'éliminerions pas le stress, ce qui peut finir par provoquer de graves souffrances physiques et psychiques.

Est-ce là l'excuse parfaite pour roupiller comme un bienheureux jusqu'au milieu de l'après-midi ? Pas du tout. Dans quel état est réellement le cœur de la Belle

1. De l'anglais *rapid eye movement*, « mouvement rapide des yeux ».

au Bois dormant ? Après tout, elle détient le record du sommeil le plus long. Mais cela a-t-il rendu service à son palpitant ? Sûrement pas. C'est déjà merveilleux qu'elle ait le teint si frais après avoir dormi un siècle. En effet, trop de sommeil est néfaste. C'est moins dû au sommeil lui-même qu'au manque de mouvement, qui atteint un niveau extrême chez notre princesse pendant sa sieste de cent ans. En fait, elle devrait avoir les vaisseaux dévastés et ne plus pouvoir bouger du tout, car un corps qui ne remue pas s'affaiblit progressivement. Dormir un siècle ne conserve pas, même avec un baiser romantique en guise de réveille-matin.

Des chercheurs de l'université de Virginie-Occidentale ont constaté au cours d'une étude que les personnes dormant plus de neuf heures par nuit ont un risque d'infarctus et de maladies cardiovasculaires presque 50 % plus élevé que les lève-tôt. Ils en ont conclu que la durée de sommeil idéale pour notre cœur était de sept heures. À l'inverse, si on dort régulièrement moins de cinq heures par nuit, le risque de maladie cardiaque est multiplié par deux. Trop peu de dodo est donc aussi mauvais que trop. Sept heures, c'est idéal !

Un cœur malade d'amour

Tomber amoureux est un des sentiments les plus beaux et les plus excitants au monde. Il suffit de penser à l'élu(e) de son cœur pour sentir son palpitant bondir dans sa poitrine, et pour déborder de projets et d'énergie. Cela s'accompagne d'un autre phénomène réjouissant : les hormones de bonheur et d'attachement alors diffusées soutiennent à long terme la santé de notre cœur. Des scientifiques de l'université de Californie ont même découvert que le rythme cardiaque des couples amoureux s'accorde quand ceux-ci sont simplement assis face à face et se regardent dans les yeux. Il semble toutefois que le cœur de la femme s'accorde plus vite à celui de l'homme aimé que l'inverse. On n'a pas encore trouvé d'explication à ce point précis, mais n'est-il pas terriblement romantique que les amoureux aillent jusqu'à partager leur fréquence cardiaque ?

Mais quand la romance se brise, qu'arrive-t-il dans notre cœur ? Quiconque a déjà vécu un grand chagrin d'amour connaît cette sensation de solitude et de tristesse, l'impression de ne plus rien valoir du tout. La perte est trop grande, la douleur presque insupportable. Se lever le matin, prendre sa douche et affronter le quotidien, tout cela coûte une immense énergie. La nourriture n'a plus de goût et le soleil semble ne plus jamais devoir briller.

On joue alors le rôle principal d'une tragédie théâtrale, atteint d'un désespoir qui menace de nous déchirer non seulement mentalement, mais aussi physiquement. Un tel fardeau mental peut-il réellement nous tuer? Peut-on vraiment mourir d'un cœur brisé?

Oui, c'est possible, même si cela reste très rare. Rupture, tristesse interminable entraînée par la perte d'une personne aimée et autres peines morales à long terme ont de lourdes répercussions sur notre corps. Il n'est pas même besoin d'expérience vraiment radicale pour finir par en éprouver des troubles physiques. Manque de reconnaissance, harcèlement moral ou rouspétance perpétuelle suffisent à pousser quelqu'un vers ce qu'on appelle une crise de gratification[1], qui déclenche souvent de graves problèmes corporels. Même si les causes de ces douleurs sont psychologiques, la souffrance est bien réelle et pas le moins du monde imaginaire.

Un symptôme très répandu dans les pays industrialisés est le mal de dos au travail. Rien que la peur de la douleur entraîne à remuer différemment, à adopter des postures de « compensation » néfastes, et à se contracter – et hop, nous voilà dans un cercle vicieux. Dans les États industrialisés modernes, seul un adulte sur cinq

1. Une crise de gratification peut apparaître lorsqu'on n'est pas suffisamment récompensé après s'être donné à fond et sacrifié. Elle entraîne parfois des maladies psychiques.

affirme n'avoir jamais eu de douleurs dorsales ; les 80 % restants en ont subi au moins une fois. La cause, à part la peur de la douleur déjà évoquée, peut bien sûr en être un travail physique contraignant, mais cela vient avant tout du stress émotionnel. D'après une étude du centre Helmholtz de Munich[1], les problèmes de dos ont entraîné en 2012 en Allemagne des dépenses de 50 milliards d'euros. Insatisfaction et stress au travail favorisent fortement ce type de douleurs, et la tension émotionnelle influence non seulement notre attitude corporelle, mais aussi notre équilibre hormonal, et donc le fonctionnement de nos organes internes.

Une maladie décrite depuis quelques années seulement semble particulièrement intéressante dans ce contexte : le syndrome de tako-tsubo (littéralement « piège à poulpe », en japonais), une modification pathologique du myocarde entraînée par le stress. On l'appelle aussi syndrome des cœurs brisés ou ballonisation apicale transitoire du ventricule gauche. La maladie touche particulièrement les femmes après la ménopause, et qui ont traversé une situation exceptionnelle liée à un stress physique ou mental très fort. Le dysfonctionnement du myocarde déclenché alors a des symptômes très similaires à ceux de l'infarctus (graves difficultés respiratoires et fortes douleurs thoraciques). L'électrocardiogramme révèle un sus-décalage du segment ST, une observation typique de l'infarctus. Peuvent s'y ajouter un choc cardiogène (lié au cœur), un rythme cardiaque très rapide et parfois irrégulier, et même une fibrillation ventriculaire. Tout cela présente

1. Centre allemand de recherche pour la santé et l'environnement. *(N.d.l.T.)*

un risque mortel grave et doit donc être traité aussi rapidement que possible.

Au laboratoire de cathétérisme cardiaque, où l'on recherche la présence d'un éventuel engorgement dans les artères coronaires, on remarque dans un tel cas que le problème ne vient pas de ces artères, mais d'une déformation du ventricule : il ne pompe plus correctement, semble presque paralysé. Si la situation globale se calme, le cœur aussi, en général, se détend. Si l'on se plie à un traitement immédiat et intensif, tout est normalement terminé au bout d'environ un mois, et le malade est considéré comme de nouveau en forme et résistant. « Seuls » 1 % des cas environ connaissent une conclusion mortelle.

Le 23 octobre 2004 survint au Japon un grave tremblement de terre, d'une force de 6,8 sur l'échelle de Richter. Peu après, un groupe de chercheurs nippons se consacra de manière approfondie à seize patients chez qui avait été diagnostiqué le syndrome du cœur brisé, ou, pour eux, de tako-tsubo (le terme désigne un piège à poulpes nippon dont la forme rappelle celle d'un cœur touché par cette maladie).

Ces patients, quinze femmes et un homme d'un âge moyen de soixante et onze ans et demi, avaient tous été aux premières loges du tremblement de terre. Les chercheurs calculèrent que le stress produit par cette expérience avait multiplié par 24 la probabilité d'être touché par le syndrome de tako-tsubo. On ignore cependant toujours pourquoi presque uniquement des femmes sont touchées. Une tentative d'explication évoque la structure fondamentale plus émotionnelle des femmes, mais je trouve cette conclusion très précipitée.

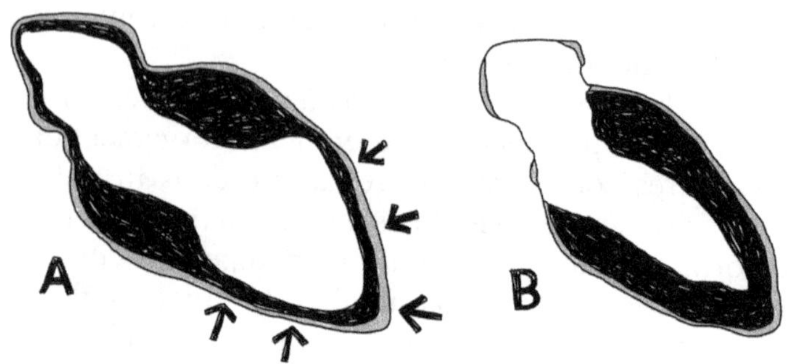

Lors du syndrome du cœur brisé (A), la musculature de la pointe du cœur ne se contracte plus correctement. B est en bonne santé.

Une autre hypothèse avance le fait que chez de nombreux patients atteints de ce syndrome, un niveau accru d'hormones du stress issues du cortex rénal, et surtout d'adrénaline et de noradrénaline, est mesurable dans le sang ; on suppose que le taux d'œstrogènes plus faible des femmes ayant dépassé la ménopause rend leur cœur plus vulnérable à de telles hormones du stress. Mais cela aussi me semble assez tiré par les cheveux.

Par ailleurs, des événements heureux tels qu'un gain au Loto peuvent eux aussi provoquer le syndrome du cœur brisé, rendant vraisemblable un lien avec le taux élevé d'adrénaline et de noradrénaline. En effet, une tumeur des glandes surrénales, ou phéochromocytome, tumeur qui diffuse elle aussi une grande quantité de ces hormones de stress, entraîne des conséquences très semblables à celles du syndrome du cœur brisé.

Selon des chercheurs de la Hesse, la haute concentration d'une protéine nommée sarcolipine dans les cellules musculaires du ventricule gauche pourrait avoir son importance. Cette protéine freine l'afflux de calcium, lequel est décisif pour la contraction des cellules musculaires. S'il n'en a pas suffisamment, le muscle touché devient nettement plus faible.

Une autre théorie vient de Saxe, et plus exactement de Dresde. Ici, des chercheurs ont constaté que l'on peut inverser l'effet de l'adrénaline. Celle-ci augmente normalement la contraction des cellules musculaires en se fixant à leur surface à des récepteurs (les récepteurs ß, ou bêta). Ensuite, par le biais d'une réaction en chaîne chimique dans la cellule, des protéines spéciales augmentent la force de contraction du muscle. Quand les scientifiques ont injecté une très forte dose d'adrénaline à des souris, ces récepteurs se sont modifiés, incitant d'autres protéines, là encore avec une réaction en chaîne complexe, à nettement réduire la force de contraction des cellules musculaires.

Pourquoi cela ? Une théorie soutient que le corps tenterait de protéger le cœur d'influences dommageables mais que ce mécanisme, dans le cas du syndrome du cœur brisé, dépasserait largement son objectif. L'effet inversé de l'adrénaline devrait alors, en cas d'urgence émotionnelle, empêcher une surstimulation des cellules musculaires par les hormones du stress. Après tout, cet état pourrait lui aussi se révéler mortel. En 2004, des scientifiques rapportèrent le cas de deux sœurs touchées, et on commença à supposer en plus que le risque de subir le syndrome du cœur brisé était génétique ; en 2006 parurent des articles affirmant que le déclencheur de la maladie pourrait être une infection virale de l'herpès virus humain type 5.

Vous le voyez, on trouve de nombreux axes de recherche et beaucoup de suppositions sur la cause du syndrome du cœur brisé, mais comme le nombre de cas décrits demeure faible, on en reste pour le moment à des suggestions et des théories. Afin d'être en mesure de faire des déclarations plus fiables, le Tako-Tsubo International Registry (« Registre international takotsubo » ou InterTAK) a été créé en 2011 ; vingt-six centres du monde entier y participent, dont ceux de cardiologie et d'angiologie de l'Université de médecine de Hanovre. Aujourd'hui, ce registre compte déjà près de 1 500 descriptions de cas de patients touchés.

Grâce à ce genre de banque de données, on en saura peut-être un jour davantage sur les origines de cette maladie, et on pourra améliorer son traitement. Mais il est une chose que la recherche, quels que soient ses progrès, ne pourra certainement jamais adoucir : la douleur d'un cœur brisé. Aucun médecin au monde ne peut nous guérir des terribles sentiments provoqués par un grand chagrin d'amour. La seule chose qui aide un peu, c'est d'avoir de vrais amis auprès de qui pleurer un bon coup. Et le temps finit par guérir toutes les blessures. Un chagrin d'amour vécu ouvertement est souvent considéré comme une marque de faiblesse, mais je ne comprends pas ce raisonnement. Que peut-il y avoir de plus humain que d'être profondément ébranlé par l'amour – ou, justement, par sa perte ?

Un Tic Tac guérit toutes les blessures

Pourquoi un chagrin d'amour nous semble-t-il si grave et si douloureux ? Sans doute en partie parce que, dans son malheur, on est incapable de s'imaginer que cette souffrance pourra un jour s'estomper, ce qui la rend encore plus intense. Les médecins appellent cela l'effet nocébo, qu'on pourrait traduire par « je nuirai ».

Ce phénomène peut par exemple expliquer le fait qu'une personne tout juste vaccinée et qui s'attend déjà à de graves effets secondaires ressente une réaction physique pourtant minime comme la pire maladie de sa vie. Cela n'est certainement pas intentionnel et n'a absolument rien d'imaginaire : au contraire, l'effet nocébo a bel et bien des effets physiologiques mesurables. On a même entendu parler d'un homme subissant un arrêt cardiaque parce qu'une poupée vaudou qui lui était dédiée avait été « mortellement blessée » et qu'il croyait à cette magie. Peut-être n'est-ce là qu'une légende, mais il existe de nombreux exemples médicaux de ce genre avérés.

Les médecins le savent bien : les patients informés en détail des effets secondaires de médicaments qui leur sont prescrits tendent à souffrir plus souvent de ces effets que les patients prenant les mêmes cachets sans en avoir été informés. Précision impressionnante : que lesdits cachets contiennent réellement une substance active ou ne soient que des « bonbons » ne joue aucun rôle en la matière.

Mais cela fonctionne aussi dans l'autre sens. Il y a quelques années, j'ai proposé à ma sœur Heike de m'occuper pendant trois semaines de ses deux filles, mes nièces, à l'automne. Ou, pour être plus précis, de mes deux nièces et de leur père, mon beau-frère Werner. Avant ma première intervention, je me repasse en mémoire les instructions de ma sœur : le matin, tirer les filles du lit pour les faire passer à la salle de bains puis à la cuisine pour le petit déjeuner, emmener l'une au jardin d'enfants et m'occuper moi-même de l'autre, et m'assurer en permanence que l'appartement ne soit ni dévasté ni incendié. J'ai feuilleté une dernière fois tous les algorithmes de la médecine pédiatrique d'urgence et regardé *Un flic à la maternelle*, avec Arnold Schwarzenegger, en guise de préparation. Je suis paré, non ?

Pleins de confiance, ma sœur et moi nous faisons un dernier signe d'adieu de la main. Mais dès le premier jour, j'atteins mes limites. Alors que dans la cuisine, un bocal de cornichons m'échappe des mains et que je laisse brûler le repas de midi en essayant de ramasser un million d'éclats de verre tranchants comme des rasoirs, j'entends vomir et pleurer à la fois dans la chambre d'enfants. Mais tout cela reste encore gérable. Je dois ensuite changer ma première couche – mon gros point faible. Une fois que j'ai accompli cet exploit à peu près correctement, j'emmène la petite Katarina chercher sa grande sœur Sophie au jardin d'enfants, et nous déjeunons tous les trois – McDonald's au lieu de légumes bio, grâce à mes dons de *multi-tasking*.

Le soir, nous allons chercher Werner à son travail. Une fois à la maison, il verrouille la voiture alors que les quatre portières sont encore ouvertes. Boum, la portière du côté conducteur se referme, boum, boum, je ferme la mienne et une de celles de l'arrière. Boum – le dernier claquement est immédiatement suivi d'un hurlement à glacer le sang. Je me précipite de l'autre côté de la voiture. Le petit doigt de Sophie est coincé dans la fente de la portière. J'essaie fébrilement de la rouvrir et hurle à Werner : « DÉVERROUILLE ! » Malheureusement, la pile de la télécommande du verrouillage centralisé est vide, et la clé elle-même est maintenue dans sa coque de plastique par plusieurs couches de Sparadrap.

Après être enfin parvenus à ouvrir la portière, nous examinons le doigt blessé à la lumière de la lampe de la cuisine. Sophie est en larmes. Une cloque de sang s'est formée sous son ongle, et son doigt est tout bleu. Nous commençons par lui rafraîchir la main, puis je décide de l'emmener à l'hôpital tandis que Werner restera à la maison pour s'occuper de Katarina ; sans radio, il est impossible de savoir si l'os est touché ou pas.

Dans la voiture, le calme revient. Sophie ne sanglote plus que faiblement.

— Tu es déjà allée à l'hôpital ? lui demandé-je en démarrant.

— Oui, mais j'ai jamais rien eu de si grave ! (Elle a peur, je le vois bien.) Je veux pas y aller !

Une grosse larme roule sur sa joue. En voyant ma nièce pleurer si amèrement, j'ai l'impression de m'être moi-même coincé le doigt dans la portière.

— Tant que je suis là, tu n'as aucune raison d'avoir peur. Je m'y connais, en hôpitaux, et je resterai tout le temps avec toi, c'est promis !

Sophie hoche timidement la tête. Je lui demande :

— Qu'est-ce qui est vert et devient rouge quand on appuie sur un bouton ?

Sophie réfléchit un instant.

— Mmmh… Je sais pas…

— Une grenouille dans un mixer !

Nous rions ensemble, mais soudain, son visage se tord de douleur, et elle se plaint : son doigt lui fait de nouveau très mal. Je ne peux pas supporter l'idée de seulement lui recommander de rester calme et m'arrête donc sur le bas-côté, warnings allumés. Dans la poche de ma veste, dans le coffre, je trouve ce que je cherchais. De retour à ma place, je donne une petite pilule blanche à Sophie.

— Ça devrait aller mieux, avec ça.

Moins d'une minute plus tard, je lui demande si elle se sent mieux, et elle hoche la tête.

Nous roulons sur une crotte de chien et j'en profite pour entonner une chansonnette :

— Avoir un pneu plein de caca, lalalalalère, ça fera des traces quand on freinera, lalalalala !

Sophie est prise d'un fou rire qui dure jusqu'à notre arrivée au parking des urgences. Elle supporte la radio sans une plainte, sans même faire la grimace lorsqu'on lui écarte les doigts en éventail pour la prise de vue latérale.

— Tout va bien ? demandé-je.

— Le cachet a bien marché ! répond-elle en hochant la tête.

L'assistante de radiologie me lance un regard réprobateur dont le sens est clair : « On ne donne pas d'antidouleurs comme ça aux enfants ! »

Nous patientons encore un peu dans la salle d'attente des enfants, puis un jeune et sympathique médecin nous reçoit.

— On regarde les photos ensemble ?

Le problème est aisément identifiable sur les prises de vue, et le médecin se tourne vers nous :

— Il est cassé, dit-il en souriant.

— C'est vrai ?? s'exclame Sophie avant d'afficher un immense sourire. Cooool !

Dans la salle de soins, le médecin perce la cloque de sang sous son ongle. Il agit très précautionneusement :

— Si ça fait mal, dis-le-moi tout de suite.

— Ça fait pas mal, répond Sophie très calmement. (Elle me sourit tandis que le docteur transperce prudemment son ongle avec une aiguille, sans anesthésie.) J'ai pris un cachet antidouleur !

Enfin, une infirmière lui colle un pansement et pose une éclisse stabilisante en plastique autour de son doigt. Fini.

Pourquoi ai-je raconté cette histoire ? D'une part parce que j'ai les nièces les plus cools du monde, et de loin, d'autre part pour montrer qu'avec une prise en charge adaptée, en détournant l'attention des patients et en leur donnant l'impression qu'il ne peut rien leur arriver, on peut les aider très efficacement. Ah oui… et avec un Tic Tac. Ils sont souverains contre les douleurs dans les doigts.

Le célèbre phénomène dont je me suis servi avec Sophie est l'inverse de l'effet nocébo : c'est l'effet placébo. Le terme vient lui aussi du latin et signifie littéralement « je plairai ». C'est aussi cet effet placébo qui fait fonctionner un médicament dont on est persuadé de l'efficacité alors même qu'il ne contient aucune substance active. On se sent mieux. Et il en va de même que pour l'aggravation des symptômes provoquée par l'effet nocébo : ces deux résultats sont bien réels, et nullement imaginaires.

L'homéopathie est un domaine de la médecine qui emploie cet effet placébo. Les substances actives de cette spécialité sont parfois si fortement diluées qu'elles en deviennent indécelables, c'est-à-dire que les médicaments n'en contiennent que quelques molécules, tout au plus. D'après toutes les connaissances scientifiques actuelles, ces remèdes ne peuvent avoir absolument aucun effet. Si j'enterre une tablette d'aspirine dans mon jardin, l'eau de la nappe phréatique ne me sera d'aucun secours contre la migraine. Pourtant, de nombreuses personnes croient aux vertus salutaires de l'homéopathie. Il n'y a rien à opposer à cela. Si un patient présentant des troubles se sent mieux après avoir absorbé des globules homéopathiques, tout va bien. Toutefois, en cas de maladie sérieuse et dangereuse, comme une infection grave ou des douleurs récurrentes, mieux vaut recourir à la médecine officielle.

Le magazine professionnel *The Lancet*, après une vaste étude menée sur le sujet, en est arrivé à une conclusion impitoyable : les remèdes homéopathiques n'ont rigoureusement aucun effet physiologique, c'est-à-dire aucune influence sur les processus corporels. Parurent alors un peu partout des articles sur le thème

« L'homéopathie est basée sur l'imagination ». Mais c'est faux : les préparations homéopathiques sont tout à fait indiquées pour activer la capacité humaine à l'« auto-guérison ». Même si l'emballage de la substance active est ici plus important que son contenu, cela ne change rien au fait que ceux qui y croient se sentent beaucoup mieux après avoir ingéré un tel remède – tout comme Sophie après avoir avalé un simple Tic Tac, qu'elle a pris pour un cachet antidouleur.

Il faut juste se garder d'employer ce genre d'astuces trop souvent. Ainsi, les parents qui donnent à leur enfant des globules d'arnica à la moindre chute au terrain de jeux font preuve de bien peu de réflexion. Les bleus, ça guérit tout seul, sans médicaments – ni officiels ni homéopathiques. Donner aux enfants un globule prétendument sans danger à la moindre occasion peut bel et bien présenter un risque. Dans la perception de l'enfant, il importe peu qu'il s'agisse de cachets, de gouttes ou de globules en fait inoffensifs : il considère tout cela comme des médicaments, et on lui donne ainsi l'impression qu'il est indispensable de prendre des pilules au moindre bobo. Cela peut conduire, à l'âge adulte, à un abus chronique de médicaments, voire à une véritable addiction.

Les adultes sont tout à fait libres de choisir le traitement qu'ils préfèrent, mais pour les enfants, je recommande la prudence, aussi bien en matière de médicaments contenant des substances actives que de préparations suggérant des similitudes avec de tels médicaments. S'il est une chose dont aucun enfant n'a besoin, c'est de se voir suggérer dès l'âge le plus tendre une affinité avec l'abus de médicaments et d'antidouleurs.

De nombreux antidouleurs disponibles librement dans le commerce peuvent, à la longue, avoir un effet néfaste sur le cœur. Ainsi, selon une étude de l'Institut de médecine sociale et préventive, le diclofénac, qui entre par exemple dans la composition du Voltarène, un anti-inflammatoire en vente libre, multiplie par quatre la mortalité cardiovasculaire.

Quand mes nièces tombent ou s'éraflent un genou, je ne leur donne pas de médicaments. Ces deux petites filles sont non seulement très drôles et pleines d'entrain, mais aussi bien plus robustes qu'on ne le penserait au premier coup d'œil. Si elles se font mal, je les prends dans mes bras, les écoute attentivement, et souffle abondamment sur leur bobo – c'est tout à fait suffisant.

Le cœur percé

« En règle générale, les gens sont en bonne santé ! » Voilà une de mes devises préférées, et elle s'applique particulièrement aux enfants, dès lors qu'on protège leur cœur avec une nourriture équilibrée, du sport et un repos suffisant. Cela est aussi valable au cours des neuf mois durant lesquels la descendance pousse dans le ventre de maman. Il est possible qu'un problème surgisse pendant le développement utérin. Si une femme enceinte souffre de diabète, attrape la rubéole ou boit de l'alcool, le risque de malformation cardiaque augmente pour son fœtus. De nos jours, il est en général possible de déceler une telle malformation chez un bébé avant même la naissance, ce qui est le cas environ 6 000 fois chaque année en Allemagne. Un tel défaut peut se « souder » tout seul, mais aussi représenter une menace pour le nouveau-né. Toutefois, avec le traitement adéquat, neuf dixièmes de ces enfants atteindront l'âge adulte.

Durant la constitution du cœur, un tas de choses peuvent aller de travers dans l'utérus, du développement incomplet du septum aux tracés incongrus des vaisseaux sanguins. 40 à 60 % des bébés atteints de défauts génétiques comme la trisomie 21[1] souffrent en plus de malformation cardiaque. Le plus souvent, il s'agit de trous dans le septum entre atria et ventricules[2], mais les valves cardiaques, certaines parties du myocarde ainsi que les segments de tissu conjonctif du cœur peuvent aussi être touchés.

La communication interventriculaire est celle que l'on observe le plus souvent chez les nouveau-nés : le septum entre les deux ventricules présente un ou plusieurs trous. S'ils sont petits, aucun symptôme n'est en général décelable, mais s'il existe une ouverture plus importante d'un ventricule à l'autre, le sang est, à chaque contraction du cœur, pompé du ventricule gauche au ventricule droit au lieu d'être envoyé dans le corps en passant par l'aorte. La pression excédentaire ainsi créée dans le ventricule droit s'étend à l'artère pulmonaire, l'endommageant ainsi à son tour. À la longue, cela provoque une insuffisance cardiaque gauche.

La malformation cardiaque arrivant en deuxième position est la tétralogie de Fallot, caractérisée par quatre défauts simultanés : la communication interventriculaire décrite plus haut, une sténose (rétrécissement) de la voie d'éjection du ventricule droit vers les poumons, une hypertrophie (épaississement) de la moitié droite du cœur, et une dextroposition de l'aorte. Ce dernier terme désigne une aorte déplacée si loin à droite du cœur que non seulement du sang riche en

1. Le 21e chromosome est ici présent trois fois, et non deux comme chez les gens en bonne santé.

2. Canal atrio-ventriculaire, communication interatriale ou communication interventriculaire.

oxygène venu du ventricule gauche y coule, mais aussi du sang pauvre en oxygène issu du ventricule droit.

La troisième place des malformations cardiaques congénitales est occupée par la communication interatriale, où le trou dans le septum relie les deux atria. Cela peut se remarquer à des troubles du rythme cardiaque ainsi qu'à une peau pâle, voire bleuâtre, et entraîne en général une résistance limitée et des difficultés respiratoires lors de l'effort.

L'alimentation sanguine d'un fœtus est très différente de celle d'une personne adulte. Il existe par exemple un lien entre l'artère pulmonaire, qui sort du ventricule droit, et l'aorte, qui surgit du ventricule gauche. On appelle cette connexion le canal ou le conduit artériel[1]. S'il existe, c'est parce qu'un fœtus ne se sert pas encore de ses poumons, de sorte qu'il serait inutile pour le sang de faire un détour par la circulation pulmonaire. Le sang riche en oxygène dont le corps de l'enfant a impérativement besoin lui est fourni par le cordon ombilical qui le relie à sa mère.

Après la naissance, normalement, ce canal artériel se referme – normalement. En effet, il reste si souvent ouvert que la « persistance du canal artériel » est la quatrième malformation cardiaque la plus fréquente chez les nouveau-nés. C'est particulièrement grave pour les prématurés, car la connexion entre l'aorte et l'artère pulmonaire demeure après la naissance. Souvent, il y a alors bien plus de sang dans la circulation pulmonaire, ce qui risque d'entraîner la formation de petites fissures dans les vaisseaux sanguins du cœur et des poumons. Une insuffisance cardiaque peut en découler,

1. Son nom scientifique est *ductus arteriosus Botalli*.

provoquant une moins bonne irrigation des régions corporelles périphériques. Conséquence : les enfants touchés sont moins résistants que leurs camarades en parfaite santé, ont souvent les bras et les jambes froids ainsi qu'un rythme cardiaque nettement plus fort et plus rapide (puisque le cœur essaie automatiquement de compenser l'alimentation insuffisante en oxygène en travaillant davantage).

Il existe d'autres malformations cardiaques congénitales, comme les défauts de valves : une des valves, qui est une sorte de clapet, est trop étroite, ou ne ferme pas correctement. Le risque qu'un enfant naisse avec un tel défaut est encore plus élevé si plusieurs membres de sa famille souffrent d'une telle malformation. Il existe donc une prédisposition héréditaire, ou génétique.

À l'exception de la persistance du canal artériel, qui peut dans certains cas être refermé à l'aide de médicaments, presque toutes les malformations cardiaques congénitales doivent être réparées chirurgicalement. Heureusement, la chirurgie cardiaque pédiatrique est aujourd'hui si avancée que ces interventions ne laissent souvent rien de plus qu'une petite cicatrice. Si, en dépit d'une opération et d'un traitement médical maximal, le cœur reste plus faible que celui d'une personne en bonne santé, le patient a tout de même de bonnes chances de mener une longue vie, à condition de prendre soin de son cœur et de ne pas le surmener.

POUR FINIR

Notre cœur est bien plus qu'un simple moteur. Depuis des siècles, percé de flèches par Cupidon, il est le symbole du désir, de l'amour et de la passion. Bien qu'il s'agisse d'un des organes les mieux connus de notre anatomie, on est loin d'avoir répondu à toutes les questions posées par les rapports entre le cœur, le corps et la psyché.

Dans le monde entier, des chercheurs travaillent avec ardeur à dévoiler l'un après l'autre les secrets de ce mystérieux athlète et à mieux comprendre ses mécanismes, notamment au niveau moléculaire. En effet, sans la recherche cardiaque moderne, le progrès médical n'aurait jamais atteint son niveau actuel, et notre espérance de vie ne serait certainement pas si élevée. La recherche scientifique sonde de nombreux domaines : sommeil, sexe, alimentation – la liste est interminable. L'objectif principal de la recherche cardiaque est de prolonger des vies, voire d'en sauver. Comme nous l'avons vu, les scientifiques ont fait d'immenses progrès en cherchant à comprendre pourquoi on pouvait bel et bien mourir d'un cœur brisé. Le syndrome du même nom a pris ces dernières années une place toujours plus importante dans la recherche moderne. Mieux on comprendra cette maladie, mieux on pourra la soigner.

Mais la recherche nous a avant tout livré une conclusion : un cœur sain dépend d'un corps et d'une psyché en bonne santé ; seul un tel environnement lui permet de fonctionner parfaitement. Rien ne tournerait rond sans le soutien actif d'autres organes, car le cœur a l'esprit d'équipe. Ainsi, les reins participent de manière décisive à la régulation de la quantité de liquide dans nos vaisseaux et peuvent donc, selon les besoins, augmenter ou réduire la pression sanguine. Ils sont aidés en cela par des substances produites par divers organes et tissus. Celles-ci, en fonction de chaque situation, étrécissent ou élargissent nos vaisseaux sanguins, élèvent ou abaissent la fréquence cardiaque, et influent sur la force de ses battements. Si elles ne le faisaient pas, notre cœur serait très vite exténué.

Sans les autres organes et les nombreux petits assistants qui circulent dans le sang, notre cœur ne serait qu'une roue d'engrenage solitaire, pour choisir une comparaison technique. Mais grâce à tout le soutien dont il bénéficie, il est bien plus : le ressort principal d'un mécanisme complexe. Certes, il faut l'huiler une fois de temps en temps, voire finir par remplacer une pièce, mais cela n'est que rarement nécessaire. Et plus la recherche avance dans cette horlogerie, plus il devient évident que la vérité intégrale sur le cœur et le corps n'existe pas. On peut uniquement mettre au jour de nouveaux fragments de la mosaïque qu'est cette œuvre d'art, pour constater alors qu'elle est beaucoup plus étendue qu'on ne le pensait.

Même si les scientifiques n'arriveront jamais au bout de ce travail de Sisyphe, ils obtiennent malgré tout régulièrement de nouvelles conclusions leur permettant de soigner encore plus efficacement les patients et de leur offrir une vie meilleure. Heureusement, notre cœur se moque bien que nous le comprenions ou pas. Il est toujours à nos côtés.

Récemment, j'ai lu la réflexion suivante : pas d'inquiétude. Notre cœur est comme une machette, il nous sert à nous frayer un chemin dans la jungle.

Quel bel hommage à cet ami fidèle sur lequel nous pouvons compter en toutes circonstances, à ce compagnon puissant et résistant qui, en échange de son travail si dévoué, n'attend qu'une chose : que nous le traitions bien.

Précision

Si vous avez des questions, si quelques points de ce livre vous semblent confus ou que vous pensez ne pas en avoir appris assez, n'hésitez pas à m'envoyer un e-mail (en allemand ou en anglais, mon français étant hélas inexistant) à **info@herzrasenmaeher.de**. J'attends vos messages avec impatience !

Remerciements

Ce livre n'aurait pas pu être écrit sans le concours de nombreuses personnes.

J'adresse des remerciements particulièrement chaleureux à mon éditrice, Marieke. Si tu ne m'avais pas adressé la parole ce jour-là, après mon passage sur scène à Berlin, ce projet n'aurait jamais vu le jour. Merci pour ça, donc, et aussi pour ta patience d'ange, ton immense soutien et toute la passion que tu as investie. Travailler avec toi sur ce livre a été pour moi un cadeau, et je m'en souviendrai toujours.

Un autre grand merci à un maître grandiose et à un bon ami : Tobias Sonnenberg, médecin de Kiel. Tu es un soutien formidable à tous les moments de ma vie. Merci pour nos conversations animées et ta lecture critique de mon manuscrit.

J'aimerais aussi remercier tous ceux qui m'ont accueilli chez eux pendant ma phase d'écriture et/ou qui m'ont fourni tellement de distractions et d'idées, et avant tout mes parents et ma famille.

Je remercie par ailleurs Simon Z., Claudia, Dirk, Zemmi, Miri, les Enzler, surtout Bella et Christoph, Jonas,

Philipp E., Heike, Katarina, Werner, Gregor, Miriam, Michael et Simon H., les Falb, surtout Alex, Britta et Felix.

Un grand merci aussi au groupe de travail Schieffer de l'Université de Marbourg, aux éditions Ullstein, à scienceslam.net (Gregor et policult), Luups (Karsten), Halternativ. e. V. (Tobias), scienceslam.de (Julia), aux slammers scientifiques Reinhard R. et Tim G., au forum germano-russe (Sibylle et Sandra), et à tous les organismes humanitaires et les postes de secours pour lesquels il m'a été permis de travailler.

Enfin, je voudrais remercier Christine. C'est toi qui m'as fait monter sur scène pour la première fois. Merci pour toutes les soirées formidables qui en ont découlé et tout le plaisir que j'y ai pris. Tu as fait jaillir de moi quelque chose dont j'ignorais jusqu'à l'existence.

J'ai oublié quelqu'un ? Merci d'ajouter son nom ici :

Merci beaucoup, ____________________________ !

Sans vous tous, ce livre n'aurait pas son aspect actuel, ou ne serait même jamais sorti. Merci beaucoup. Vous avez tous une place dans mon cœur !

Sources

J'ai principalement inscrit ici les sources des informations ne se trouvant pas dans des livres de cours standards ni sur des sites d'encyclopédies en ligne telles que flexikon.de ou wikipedia.org.

La boucle du cœur

Berger, Felix : « Das Herz eines Neugeborenen ist nicht größer als eine Walnuss », in : *Gesundheitsberater Berlin*, 6 août 2015, sur http://www.gesundheitsberaterberlin.de/praxis/krankheiten-von-a-z/kardiologiefur-kinder/interview-das-herz-eines-neugeborenenist-nicht-grosser-als-eine-walnuss--2 (consulté en septembre 2015).

Dick, Wolfgang (éd.) : *Notfall und Intensivmedizin*, Berlin, New York, 2001, sur http://www.degruyter.com/viewbooktoc/product/4674 (consulté en septembre 2015).

Tichatschek, Edgar : « Herzfehler bei Kindern », in : Netdoktor, novembre 2000, sur http://www.netdoktor.at/krankheit/herzfehler-bei-babys-7273 (consulté en septembre 2015).

Blanck, Nathalie : « Gefäße – Straßen unseres Körpers », in *Gesundheit*, 9 mai 2012, sur http://www.gesundheit.de/krankheiten/gefaesserkrankungen/die-gefaesse-des-menschen/gefaesse-strassen-unseres-koerpers (consulté en septembre 2015).

Institut für Film, Bild und Ton : *Die Entwicklung des Herzens*, Berlin, 1988, sur https ://www.youtube.com/watch?v=a-TPN5AEWUs (consulté en septembre 2015).

L'engorgement des tuyaux cardiaques

Bruckenberger, Ernst : *Herzbericht* 2010. Hannover, 2011 ; sur http://bruckenberger.de/pdf/hzb23_10auszug.pdf (consulté en septembre 2015).

Rettungsschule DRK Landesverband Niedersachsen e.V. (éd.) : *Notfallrettung und qualifizierter Krankentransport*, Goslar, 2006.

Roulette russe avec le cœur

Pope *et al.* : « Cardiovascular mortality and exposure to airborne fine particulate matter and cigarette smoke : shape of the exposure-response relationship », in : *Circulation* 120, 2009, p. 941-948.

Goslawski *et al.* : « Binge Drinking Impairs Vascular Function in Young Adults », in : *Journal of the American College of Cardiology*, 62(3), San Diego, 2013, pp. 201-207.

Initiative Herzbewusst : *Herzinfarktrisiko durch das Rauchen – Das sollten sie wissen*, sur https ://www.herzbewusst.de/angina-pectoris/risikofaktoren-herzinfarkt/herzinfarktrisiko-rauchen (consulté en septembre 2015).

Deutsches Krebsforschungszentrum (éd.) : *Durch Rauchen und Passivrauchen verursachte Erkrankungen des Herz-Kreislaufsystems*, Heidelberg, 2008, sur https ://www.dkfz.de/de/tabakkontrolle/download/Publikationen/FzR/FzR_Herz-Kreislauf.pdf (consulté en septembre 2015).

Overbeck, Peter : « Quartalssaufen schädigt schon junge Gefäße », in : *Ärzte Zeitung*, 10 juillet 2013, sur http://www.aerztezeitung.de/medizin/krankheiten/neuro-psychiatrische_krankheiten/suchtkrankheiten/article/841269/alkohol-quartalsaufen-schaedigt-schon-junge-gefaesse.html (consulté en septembre 2015).

Landeszentrale für Gesundheitsförderung in Rheinland-Pfalz e.V. : *Alkohol – ein Risiko für Herzerkrankungen*, février 2007, sur https ://www.lzg-rlp.de/service/gesundheitstelefon/text/artikel/358/? no_cache=1 (consulté en septembre 2015).

Embouteillage cardiaque

Nicholls *et al.* : « Effect of Two Intensive Statin Regimens on Progression of Coronary Disease », in : *The New England Journal of Medicine* vol. 365, Waltham, 2011, pp. 2078-2087.

Steinberg, Daniel ; Parthasarathy, Sampath ; Carew, Thomas E.; Khoo, John C. and Witztum Joseph L. : « Beyond Cholesterol, Modification of low-density lipoprotein that increase its atherogenicity » in : *The New England Journal of Medicine* vol. 320, Waltham, 1989, pp. 915-924.

Haberland, Margaret E.; Steinbrecher Urs P. : *Modified Low-Density Lipoprotein : Diversity and biological relevance in atherogenesis in Monographs in Human Genetics*, Bâle, 1992, pp. 35-61.

Rauramaa, Rainer ; Halonen Pirjo, Väisänen Sari B. *et al.* : « Effects of aerobic physical exercise on inflammation and atherosclerosis in men : the DNASCO study », in : *Annals of Internal Medicine* vol. 140, Philadelphie, 2004, pp. 1007-1014.

Bates, Amanda : « Young, apparently healthy – and at risk of heart disease », in : *Innovations Report*, 25 octobre 2011, sur http://www.innovations-report.de/html/berichte/medizin-gesundheit/young-apparently-healthy-risk-heart-disease-184469.html (consulté en septembre 2015).

Bosilijanoff, Peter : « Die Saturn-Studie », in : *Thieme Kongress Spotlights*, Munich, 2012, sur https ://www.thieme.de/statics/dokumente/thieme/final/de/dokumente/zw_aktuelle-kardiologie/Musterartikel_Kongress-Spotlights_Bsp.pdf (consulté en septembre 2015).

Libby, Peter : « Arteriosklerose als Entzündung », in : *Spektrum der Wissenschaft* n° 7, 1er juillet 2002, sur http://www.spektrum.de/magazin/arteriosklerose-alsentzuendung/828880 (consulté en septembre 2015).

Schweikart, Jörg : « Arteriosklerose Ursachen und Entstehung », in : *Arteriosklerose*, sur http://www.arteriosklerose.org/ursachen/ (consulté en septembre 2015).

Ripailler à cœur joie

Wu, Jason ; H. Y *et al.* : « Circulating omega-6 polyunsaturated fatty acids and total and cause-specific mortality – The Cardiovascular Health Study », in : *Circulation* 130, 2014, p. 1245-1253.

Jakobsen, Marianne Uhre *et al.* : « Major types of dietary fat and risk of coronary heart disease : a pooled analysis of 11 cohort studies », in : *The American Journal of Clinical Nutrition* 89, 2009, pp. 1425-1432.

Thornton, John R. ; Emmet, Pauline M. ; Heaton, Kenneth W. : « Diet and gall stones : effects of refined and unrefined carbohydrate diets on bile cholesterol saturation and bile acid metabolism », in : *Gut* 24.1, 1983, pp. 2-6.

Farvid, Maryam S. *et al.* : « Dietary linoleic acid and risk of coronary heart disease : a systematic review and meta-analysis of prospective cohort studies », in : *Circulation* 130, 2014, pp. 1568-1578.

Allam, Adel H. *et al.* : « Atherosclerosis in Ancient Egyptian Mummies, The Horus Study », in : *Journal of the American College of Cardiology* vol. 4, 2011, pp. 315-327.

Avena, Nicole M. ; Rada, Pedro ; Hoebel, Bartley G. : « Evidence for sugar addiction : Behavioral and neurochemical effects of intermittent, excessive sugar intake », in : *Neurosci Biobehav Rev.* 32 (1), 2008, pp. 20-39.

Thompson, Randall C *et al.* : « Atherosclerosis across 4 000 years of human history : the Horus study of four ancient populations », in : *The Lancet* vol. 381, n° 9873, 6 avril 2013, pp. 1211-1222.

Chiu, Chung-Jung ; Milton, Roy C. ; Klein, Ronald ; Gensler, Gary ; Taylor, Allen : « Dietary Compound Score and Risk of Age-Related Macular Degeneration in the Age-Related Eye Disease Study », in : *Ophtalmology* vol. 116, n° 5, 2009, pp. 939-946.

Steinhart, Hans ; Küchler, Torben ; Berger, Michael ; Maaßen, Andrea ; Busch-Stockfisch, Mechthild : « Tiefkühlgemüse – Nährstoffe und sensorische Qualität ». Tagungsband 62. Diskussionstagung des Forschungskreises der Ernährungsindustrie : Hambourg ; Bonn, 2014, pp. 29-46 (2004).

Zentrum der Gesundheit : « Heilkräftige Lebensmittel für ein gesundes Herz », in : *Zentrum der Gesundheit*, dernière mise à jour 6 septembre 2015, sur http://www.zentrum-der-gesundheit.

de/herzkrankheiten-hilfreichelebensmittel-ia.html (consulté en septembre 2015).

Deutsche Gesellschaft für Ernährung e.V. : *Mehrfach ungesättigte Fettsäuren senken das Risiko für koronare Herzkrankheiten*, 27 avril 2010, sur https ://www.dge.de/uploads/media/DGE-Pressemeldung-aktuell-07-2010-SFA-PUFA.pdf (consulté en septembre 2015).

Deutsches Grünes Kreuz e.V. : *Omega-3 – und Omega-6-Fettsäuren*, sur http://dgk.de/meldungen/praeventionund-anti-aging/omega-3-und-omega-6-fettsaeuren.html (consulté en septembre 2015).

The European Food Information Council (EUFIC) : « Omega-6 fatty acids associated with lower risks of heart disease and death », in : *Nutri-Facts*, 15 avril 2015, sur http://www.nutri-facts.org/eng/expert-opinion/detail/backPid/598/article/omega-6-fatty-acids-and-the-risksof-heart-disease/ (consulté en septembre 2015).

Assmann, Gerd ; Wahrburg, Ursel : *Herzgesund Essen, Mit Genuss der Gesundheit Gutes tun*, Assman Stiftung für Prävention, Münster, 2006, sur http://www.assmannstiftung.de/wp-content/uploads/2013/05/herzgesund_essen_broschuere_web.pdf (consulté en septembre 2015).

Sibbel, Lea ; Kirchner, Julia : « So gefährlich sind Fett, Salz, Zucker und Alkohol », in : *Die Welt*, 9 février 2015, sur http://www.welt.de/gesundheit/article137280281/So-gefaehrlich-sind-Fett-Salz-Zucker-und-Alkohol.html (consulté en septembre 2015).

Zentrum der Gesundheit : « 7 Vorteile von Omega-3-Fettsäuren », dernière mise à jour 6 septembre 2015, sur http://www.zentrum-der-gesundheit.de/omega-3-fettsaeuren.html (consulté en septembre 2015).

Müssig, Karsten : « Zucker setzt Dopamin frei », in : *Kölner Stadtanzeiger*, 23 septembre 2013, sur http://www.ksta.de/freizeit/interview-zucker-setzt-dopaminfrei,15190120,24409620.html (consulté en septembre 2015).

Riedel, Christian : « Warum buntes Essen gesund ist », in : *Netzathletenmagazin*, 19 septembre 2015, sur http://www.netzathleten.de/gesundheit/aufgedeckt/item/2454-warum-buntes-essen-gesund-ist (consulté en septembre 2015).

Neurologen und Psychiater im Netz : *Gesunder Lebensstil beugt Schlaganfall vor*, 27 janvier 2015, sur http://www.

neurologen-und-psychiater-im-netz.org/neurologie/ratgeber-archiv/meldungen/article/gesunder-lebensstil-beugt-schlaganfall-vor/ (consulté en septembre 2015).

Deutsches Tiefkühlinstitut : *Erntefrische auf Vorrat : Eine Studie zu verschiedenen Gemüsearten*, Berlin, 2007, sur http://www.tiefkuehlkost.de/info-center/broschueren/frische-broschuere (consulté en septembre 2015).

Beutelsbacher, Stefan : « Die gefährliche Salzsucht der Deutschen », in : *Die Welt* 4 février 2015, sur http://www.welt.de/wirtschaft/article137090819/Diegefaehrliche-Salzsucht-der-Deutschen.html (consulté en septembre 2015).

Gohlke Helmut : *Erhöhen Eier den Cholesterin-Spiegel ?*, Deutsche Herzstiftung, 20 août 2015, sur http://www.herzstiftung.de/Cholesterin-Eier.html (consulté en septembre 2015).

Gonzales, Constantin : « Alles was man über Kohlehydrate wissen sollte », in : *Paleosophie*, 25 juillet 2015, sur http://blog.paleosophie.de/2012/08/31/alles-was-manueber-kohlenhydrate-wissen-sollte-teil-1-was-genausinc-kohlenhydrate/ (consulté en septembre 2015).

Incontrôlables palpitations

Arbelo, Elena *et al.* : « The Atrial Fibrillation Ablation Pilot Study : an European Survey on Methodology and Results of Catheter Ablation for Atrial Fibrillation : conducted by the European Heart Rhythm Association », in : *European Heart Journal*, 31 janvier 2014, sur http://eurheartj.oxfordjournals.org/content/ehj/early/2014/01/30/eurheartj.ehu001.full.pdf (consulté en septembre 2015).

Jörg, Gabriele : *Warum Menschen anderen nicht helfen*, Hochschule Heidelberg, 20 août 2015, sur http://www.hochschule-heidelberg.de/de/fakultaetfuer-angewandte-psychologie/archiv/warum-helfenmenschen-anderen-nicht/ (consulté en septembre 2015).

Kerckhoff-Klinik : « Herzrhythmusstörungen – das sollten Sie wissen ! », in : *Wissenswertes von A-Z*, juillet 2011, sur http://www.kerckhoff-klinik.de/patienten/wissenswertesvona-z/herz-rhythmusstoerungen_das_sollten_sie_wissen/ (consulté en septembre 2015).

Kerckhoff-Klinik : « Vorhofflimmern », in : *Wissenswertes von A-Z*, sur http://www.kerckhoff-klinik.de/patienten/wissenswertesvona-z/informationen_zum_vorhofflimmern/ (consulté en septembre 2015).

Ärzte Zeitung : « Jeder Zweite nach Katheterablation beschwerdefrei », in : *Ärzte Zeitung*, 2 septembre 2015, sur http://www.aerztezeitung.de/medizin/krankheiten/herzkreislauf/herzinfarkt/article/820831/vorhofflimmern-jeder-zweite-nach-katheterablation-beschwerdefrei.html (consulté en septembre 2015)

« Ablauf einer Katheterablation », in : *Medtronic*, 14 août 2015, sur http://www.medtronic.de/erkrankungen/vorhofarrhythmien/eingriff/katheterablation/index.htm (consulté en septembre 2015).

« Polizei ermittelt gege Gaffer von der A2 », in : *Die Welt*, 10 février 2015, sur http://www.welt.de/vermischtes/article137299252/Polizei-ermittelt-gegen-Gaffer-von-der-A2.html (consulté en septembre 2015).

Sport en chambre pour le cœur

Carsten, Karel Willem *et al.* : « The Neuropeptide Oxytocin Regulates Parochial Altruism in Intergroup Conflict Among Humans », in : *Science* vol. 328, n° 5 984, 11 juin 2010, pp. 1408-1411.

Haake, Philip; Krueger, Tillmann H.C.; Goebel, Marion U.; Heberling, Katharina M. Hartmann, Uwe; Schedlowski, Manfred : « Effects of Sexual Arousal on Lymphocyte Subset Circulation and Cytokine Production », in : *Neuroimmunomodulation* vol. 11, n° 5, 2004, pp. 293-298.

Cirillo, Dominic J.; Wallace, Robert B.; Wu, LieLing; Yood, Robert A. : « Effect of hormone therapy on risk of hip and knee joint replacement in the Women's Health Initiative », in : *Arthritis Rheum* 54, 2006, pp. 3194-3204.

Straub, Rainer H. : « The Complex Role of Estrogens in Inflammation », in : *Endocrine Society*, 1er juillet 2013, sur http://press.endocrine.org/doi/abs/10.1210/er.2007-0001 (consulté en septembre 2015).

Santen, Richard J. *et al.* : « Postmenopausal hormone therapy : an Endocrine Society scientific statement », in : *The Journal of Clinical Endocrinology & Metabolism* 95.7, supplément 1, 2010, pp. 1-66.

Eckstein, Monika *et al.* : « Oxytocin Facilitates the Extinction of conditioned Fear in Humans », in : *Society of Biological Psychiatry*, octobre 2014.

Kuhl, Herbert (éd.) : *Sexualhormone und Psyche : Grundlagen, Symptomatik, Erkrankungen, Therapie*, Stuttgart, New York, 2002.

Kaushansky, Kenneth ; Lichtman, Marshall A. ; Beutler, Ernest *et al.*: *Williams Hematology*, New York, Chicago, San Francisco, Lisbonne, Londres, Madrid, Mexico City, Milan, New Dehli, San Juan, Séoul, Singapour, Sydney, Toronto, 2010.

« Kuschelhormon Oxytocin », in : *Pharmazeutische Zeitung* 05/2011, mai 2011, sur http://www.pharmazeutische-zeitung.de/index.php ? id=36679 (consulté en septembre 2015).

« Kuschelhormon : Ängste bewältigen mit Oxytocin », in : *Pharmazeutische Zeitung* 48/2014, 12 novembre 2014, sur http://www.pharmazeutische-zeitung.de/index.php ? id=55 285 (consulté en septembre 2015).

Miller, Greg : « Die dunkle Seite des Kuschelhormons », in : *Süddeutsche Zeitung*, 18 janvier 2013, sur http://www.sueddeutsche.de/wissen/sozialverhaltendie-dunkle-seite-des-kuschelhormons-1.1576212 (consulté en septembre 2015).

Stein, Patrycja *et al.* : « Auswirkungen von Sexualhormonen auf die Psyche », in : *SexMedPedia – Sexualmedizinische Enzyklopädie*, novembre 2010, sur http://www.sexmedpedia.com/artikel/auswirkungen-von-sexualhormonenauf-die-psyche (consulté en septembre 2015).

Wagner, Beatrice : « So wirkt Sex auf die Gesundheit », in : *Medical Tribune*, 12 juin 2011, sur http://www.medical-tribune.de/home/news/artikeldetail/so-wirktsex-auf-die-gesundheit.html (consulté en septembre 2015).

« Dopamin-Ausschüttung : Gehirn von Psychopathen giert nach Belohnung », in : *SPON Wissenschaft*, 15 mars 2010, sur http://www.spiegel.de/wissenschaft/mensch/dopamin-ausschuettung-gehirn-von-psychopathen-giert-nach-belohnung-a-683605.html (consulté en septembre 2015).

Czichos, Joachim : « Östrogen bekämpft Entzündungen und beschleunigt die Wundheilung » in : *Die Welt*, 15 mars 2003, sur http://www.welt.de/print-welt/article 693671/Oestrogenbekaempft-Entzuendungenund-beschleunigt-die-Wundheilung.html (consulté en septembre 2015).

Stolze, Cornelia : « Was beim Sex im Kopf passiert », in : *Stern*, 20 août 2015, sur http://www.stern.de/gesundheit/sexualitaet/grundlagen/hirnforschung-wasbeim-sex-im-kopf-passiert-3152392.html (consulté en septembre 2015).

BBC News : « Sex drive link to prostate cancer », in : *BBC One Minute World News*, 26 janvier 2009, sur http://news.bbc.co.uk/2/hi/health/7850666.stm (consulté en septembre 2015).

Stute, Petra : *Östrogene und Gelenkschmerzen*, Deutsche Menopause Gesellschaft e.V., juin 2013, sur http://www.menopause-gesellschaft.de/mpg/downloads/DMG-Newsletter_06-2013_SC.pdf (consulté en septembre 2015).

Seyfried, Fabian : « Impfstoff-Herstellung – Vom Virus zur Apotheke », in : *NetDoktor*, 22 avril 2015, sur http://www.netdoktor.de/Gesund-Leben/Impfungen/Wissen/Impfstoff-Herstellung-Vom-Vir-10531.html (consulté en septembre 2015).

Sanofi Pasteur Merck & Co. Inc. mit Sharp & Dohme (MSD) : *Verdienst von Impfungen*, Sanofi Pasteur MSD – Impfstoffe fürs Leben, 20 août 2015, sur http://www.spmsd.de/impfstoffe/verdienst-von-impfungen / (consulté en septembre 2015).

Bundesverband für Gesundheitsinformation und Verbraucherschutz – Info Gesundheit e.V. : *Impfempfehlungen für chronisch Kranke und immungeschwächte Menschen*, Bonn, sur http://www.bgv-impfen.de/chronisch.html (consulté en septembre 2015).

DeStatis – Wissen Nutzen : *Gesundheit, Diagnosedaten der Patienten und Patientinnen in Krankenhäusern* – 2012, Fachserie 12, Reihe 6.2.1, Wiesbaden : 2013, sur https ://www.destatis.de/DE/Publikationen/Thematisch/Gesundheit/Krankenhaeuser/DiagnosedatenKrankenhaus2120621127004.pdf?__blob=publicationFile (consulté en septembre 2015).

Gymnastique rythmique et cardiaque

D'Souza, Alicia *et al.* : « Exercise training reduces resting heart rate via downregulation of the funny channel HCN4 », in : *Nature Communications*, 5. Jg., 13 mai 2014, sur http://www.researchgate.net/profile/Gwilym_Morris/

publication/262306078_Exercise_training_reduces_resting_heart_rate_via_downregulation_of_the_funny_channel_HCN4/links/004635372ff21e7cd1000000.pdf (consulté en septembre 2015)

Kingenberg, Markus : « So entsteht ein Sportlerherz », in : *Netzathletenmagazin*, 11 août 2009, sur http://www.netzathleten.de/gesundheit/aufgedeckt/item/430-so-entsteht-ein-sportlerherz (consulté en septembre 2015).

Sans tension, rien ne va

Goebel, Ralf *et al.* : « Arterielle Hypertonie. Teil 1 : Epidemiologie, Definition und nicht medikamentöse Behandlungsstrategien », in : *PZ Prisma* 14, 2007, pp. 137-148.

Mancia, Giuseppe *et al.* : « 2007 ESH-ESC Practice Guidelines for the Management of Arterial Hypertension : ESH-ESC Task Force on the Management of Arterial Hypertension », in : *Journal of Hypertension* 25, 2007, pp. 1751-1762.

Deutsche Hochdruckliga e. V. – Deutsche Hypertonie Gesellschaft : *Leitlinien für das Management der arteriellen Hypertonie*, Heidelberg, Düsseldorf, 2013, sur http://www.hochdruckliga.de/bluthochdruck-behandlung-leitlinien.html (consulté en septembre 2015).

« Kuschelhormon Oxytocin », in : *Pharmazeutische Zeitung* 05/2011, mai 2011, sur http://www.pharmazeutische-zeitung.de/index.php ? id=36679 (consulté en septembre 2015).

Griese, Nina; Goebel, Ralf; Müller, Uta; Schulz, Martin; Hoyer, Joachim : « Hypertonie – Grenzwerte für Blutdruckscreening », in : *Pharmazeutische Zeitung* 16/2009, 13 avril 2009, sur http://www.pharmazeutische-zeitung.de/? id=29 582 (consulté en septembre 2015).

Amann, Kerstin; Benz, Kerstin : *Bluthochdruck beginnt schon im Mutterleib*, Deutsche Hochdruckliga e. V. – Deutsche Hypertonie Gesellschaft, 28 décembre 2011, sur http://www.hochdruckliga.de/bluthochdruck-beginnt-schon-im-mutterleib.html (consulté en septembre 2015).

Le cœur de la Belle au bois dormant

Henchoz Yves *et al.* : « Effects of noxious stimulation and pain expectations on neuromuscular control of the spine in patients with chronic low back pain », in : *The Spine Journal,* 31 mai 2013, sur http://www.sciencedirect.com/science/article/pii/S1529943013013739 (consulté en septembre 2015).

Trelle, Sven ; Reichenbach, Stephan ; Wandel, Simon ; Hildebrand, Pius ; Tschannen, Beatrice ; Villiger, Peter M. *et al.* : « Cardiovascular safety of non-steroidal anti-inflammatory drugs : network meta-analysis », in : *The British Medical Journal,* 2011 ; 342 : c7086.

Masahito, Sato *et al.* : « Increased Incidence of Transient Left Ventricular Apical Ballooning (So-Called "Takotsubo" Cardiomyopathy) after the Mid-Niigata Prefecture Earthquake », in : *Circulation Journal* vol. 70, n° 8, 2006, pp. 947-953, sur https :// www.jstage.jst.go.jp/article/circj/70/8/70_8_947/_pdf (consulté en septembre 2015).

Jaguszewski, Milosz *et al.* : « A signature of circulating microRNAs differentiates takotsubo cardiomyopathy from acute myocardial infarction », in : *European Heart Journal,* 17 septembre 2013.

Napp, Christian ; Ghadri, Jelena Rima ; Cammann, Victoria L. ; Bauersachs, Johann ; Templin, Christian : « Takotsubo cardiomyopathy : Completely simple but not so easy », in : *International Journal of Cardiology,* 20 juin 2015, sur http://www.internationaljournalofcardiology.com/article/S0167-5273(15)01344-3/fulltext (consulté en septembre 2015).

« Zu viel Schlaf für das Herz », in : *Süddeutsche Zeitung Wissen,* 1er août 2010, sur http://www.sueddeutsche.de/wissen/us-studie-zu-vielschlaf-fuer-das-herz-1.982494 (consulté en septembre 2015).

« Angst sorgt für chronische Schmerzen », in : *Scinexx.de – Das Wissensmagazin,* 2013, sur http://www.scinexx.de/wissen-aktuell-16778-2013-10-18.html (consulté en septembre 2015).

Jähnig, Tanja : « Morbus Herzeleid », in : *Thieme Forschung – via medici* 2.13, 2013, sur https ://www.thieme.de/statics/bilder/thieme/final/de/bilder/tw_neurologie/Morbus_herzeleid.pdf (consulté en septembre 2015).

Medizinische Hochschule Hannover : *Takotsubo-Kardiomyopathie*, Klinik für Kardiologie und Angiologie, Hannover, sur https ://www.mh-hannover.de/takotsubo.html (consulté en septembre 2015).

Medizinische Hochschule Hannover : *Peripartum Kardiomyopathie (PPCM)*, Klinik für Kardiologie und Angiologie, Hannover, sur http://www.mh-hannover.de/ppcm.html (consulté en septembre 2015).

« Medizinische Studie : Homöopathie beruht auf Einbildung », in : *SPON Wissenschaft*, 26 août 2005, sur http://www.spiegel.de/wissenschaft/mensch/medizinische-studie-homoeopathie-beruht-auf-einbildung-a-371586.html (consulté en septembre 2015).

Lüneburg, Julia : « Schwangerschaft mit schwachem Pumporgan », in : *Baby und Familie*, 3 mai 2012, sur http://www.baby-und-familie.de/Schwangerschaft/Herzerkrankungen-Schwangerschaft-mit-schwachem-Pumporgan-51652.html (consulté en septembre 2015).

Bundesministerium für Forschung und Bildung : *Plötzlich herzkrank! – Wenn die Schwangerschaft aufs Herz schlägt*, juin 2014, sur http://www.gesundheitsforschung-bmbf.de/de/5349.php (consulté en septembre 2015).

« Angeborene Herzfehler », Kompetenznetz, Berlin, sur http://www.kompetenznetz-ahf.de/angeborene-herzfehler/ (consulté en septembre 2015).

Rödel, Susanne : « Herztransplantation », in : *Transplantation verstehen – Wissen für das neue Leben*, 20 mai 2014, sur http://www.transplantation-verstehen.de/organe/herz/einleitung.html (consulté en septembre 2015).

Eurotransplant Statistics – 2014, in : eurotransplant.org, 9 janvier 2015, sur http://www.eurotransplant.org/cms/mediaobject.php?file=Year+Statistics+2014.pdf (consulté en septembre 2015).

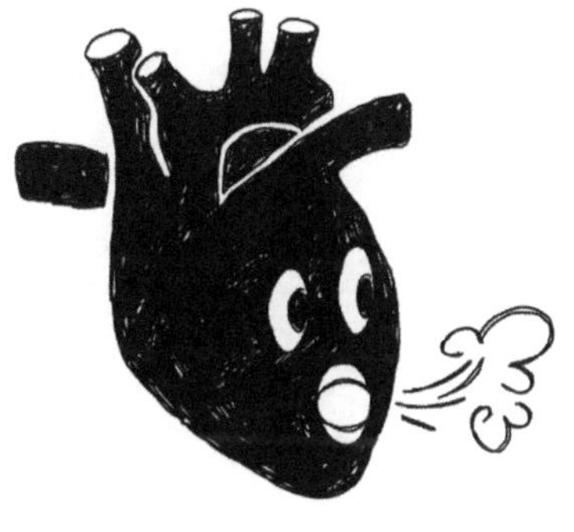

www.ingramcontent.com/pod-product-compliance
Lightning Source LLC
LaVergne TN
LVHW010427230826
846092LV00009BA/1078

* 9 7 8 2 7 0 9 6 5 6 3 0 6 *